Dr. HUGO NEUMANN (1858–1912)

Umschlag vorn:
Foto Hugo Neumann aus seinem Werk
»Über die Behandlung der Kinderkrankheiten«
Berlin 1913 (siehe Seite 6)

Ich danke herzlich
den Enkeln von Berthold und Ella Neumann
sowie dem amerikanischen Staatsanwalt David J. Rowland
für ihre Unterstützung dieser Publikation

GERRIT KIRCHNER

Dr. HUGO NEUMANN

»SEIN GANZES LEBEN WAR EINE MIZWAH«
EIN PIONIER DER SOZIALEN KINDERHEILKUNDE

Für Hannah und Zahavah

HENTRICH & HENTRICH
STIFTUNG NEUE SYNAGOGE BERLIN
CENTRUM JUDAICUM

JÜDISCHE MINIATUREN
SPEKTRUM JÜDISCHEN LEBENS
Herausgegeben von Hermann Simon

Band 72 Dr. HUGO NEUMANN

Ganzer Straße 10, 16866 Teetz und Berlin

Druck: Brandenburgische Universitätsdruckerei und Verlagsgesellschaft Potsdam mbH

1. Auflage 2008
Printed in Germany
ISBN 978-3-938485-79-8

Inhalt

Einleitung 7

Familie – Schule – Studium 8

Von der Assistenz zur Poliklinik 14

Wissenschaftler – Dozent – Lehrbuchautor 24

Hugo Neumann als Sozialpädiater 32

Die Unterkunft für hilfsbedürftige Wöchnerinnen und deren Säuglinge 39

Die Säuglingsfürsorgestelle I 41

Die Kinderheilstätten 44

Neumanns »Kinderhaus« als Modelleinrichtung umfassender Kinderbehandlung und -fürsorge 46

Das »Kinderhaus« nach Neumanns Tod 49

Hugo Neumann und seine Beziehung zum Judentum 52

Ausklang 57

Anmerkungen 59
Quellen- und Literaturverzeichnis 60
Abbildungsnachweis 63
Der Autor 63

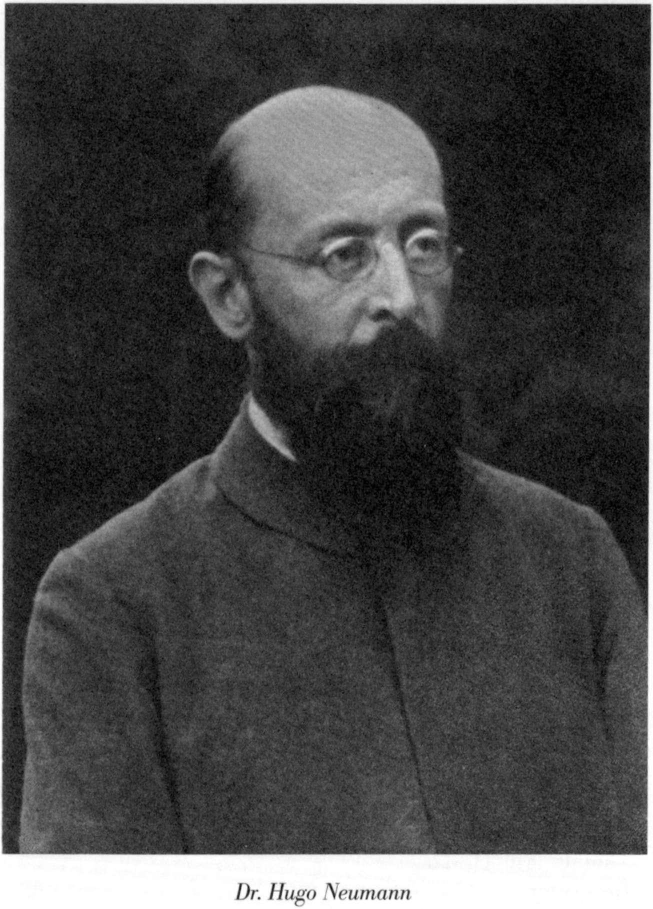

Dr. Hugo Neumann

Einleitung

Die Kinder der Armut und des Elends müssen Trauer anlegen, Ihnen ist ein Freund und Beschützer dahingegangen, wie sie niemals warmherziger, aufopferungsvoller und zugleich kenntnisreicher einen besessen haben. Professor Dr. Hugo Neumann, der große Gelehrte und wundervolle Mensch, der nur für die armen und kranken Kinder gelebt hat, ist heute in den frühen Morgenstunden gestorben, berichtete die Vossische Zeitung am 12. Juli 1912 in ihrer Abendausgabe.[1]

Wer war dieser Mann, der *mit seinem »Kinderhaus«… der tatsächliche Begründer des praktischen Säuglings- und Mutterschutzes in Berlin*[2] wurde und von dem Arthur Schlossmann (1867–1932), einer der führenden Kinderärzte seiner Zeit, sagte: *Wenn die Geschichte der Säuglingsfürsorge in Deutschland wahrhaft geschrieben werden wird, wird sein Name bestehen, wenn manch anderer verklungen ist, der heute die Strasse widerhallt?*[3]
Ein knappes Jahrhundert nach Hugo Neumanns Tod sucht man vergeblich nach einem Platz, einer Straße, selbst nach einer Gedenktafel für diesen außergewöhnlichen jüdischen Philanthropen, dessen Geburtstag sich am 25. Oktober 2008 zum 150. Male jährt. Ihn zu ehren, ist Anliegen dieser Miniatur.
Das Buch folgt dem Lebensweg von Hugo Neumann, es würdigt seine klinischen, wissenschaftlichen und publizistischen Leistungen und richtet dabei besonderes Augenmerk auf sein soziales Engagement für arme kranke Kinder als Gründer einer spezialisierten Poliklinik mit verschiedenen Fachabteilungen, die unter dem Namen »Dr. H. Neumanns

Kinderhaus« über Berlin und Deutschland hinaus berühmt wurde und für lange Zeit beispielgebend blieb. Dem Titel der Reihe enstprechend, wird auch Hugo Neumanns Beziehung zum Judentum untersucht.

Familie – Schule – Studium

Hugo Neumann wurde am 25. Oktober 1858 als erster Sohn des Zigarren-Fabrikanten Julius Neumann (1818–1882) und seiner Frau Julie, geborene Rathenau (1836–1916), in Berlin geboren. Seine Vorfahren väterlicherseits stammten aus Pyritz in Pommern, wo sie seit der Mitte des 18. Jahrhunderts als Kaufleute lebten.[4] Der Großvater Hugo Neumanns hieß Hirsch (Zwi) Neumann, die Großmutter Bela Betty Neumann, geborene Li(e)ber. Der Vater, Julius (Jehuda) Neumann, am 24. April 1818 als zweites von acht Kindern geboren, wurde in seiner Heimatstadt Kaufmann. Wahrscheinlich zog er nach dem Tod seines Vaters 1841 mit seiner Mutter nach Berlin, wo sein älterer Bruder Nachmann Hirsch Neumann (1815–1887) bereits seit 1835 lebte und sein nächstjüngerer Bruder Salomon Neumann (1819–1908) das Friedrich-Wilhelms-Gymnasium besucht und anschließend Medizin studiert hatte. Am 15. Februar 1850 erwarb Julius Neumann das Bürgerrecht der Stadt Berlin, gründete im selben Jahr eine Tabak- und Zigarrenfabrik und heiratete am 26. Januar 1855 Julie Rathenau.

Am 9. Juli 1836 in Berlin geboren, war sie die Tochter des Juweliers Benny (Benjamin) Rathenau (1798–1849) und seiner Frau Therese, geborene Philipp. Benny Rathenaus Vorfahren hatten ursprünglich in Rathenow gelebt. 1733 erhielt

sein Urgroßvater Abraham Marcus einen Schutzbrief auf die Stadt Prenzlau und war seither dort ansässig. Sein Sohn Abraham Salomon (ca. 1752–1830), wurde bereits in Prenzlau geboren, nahm aber 1812 nach Inkrafttreten des »Edikt(s), betreffend die bürgerlichen Verhältnisse der Juden in dem Preussischen Staate«, das die Juden zum Führen von Familiennamen verpflichtete, unter Bezug auf den Herkunftsort seiner Familie den Namen Rathenauer an, woraus später Rathenau wurde. Benny Rathenau hatte einen jüngeren Bruder, Moritz (Moses) Rathenau (1799–1871), der mit Therese (Teibchen) Liebermann (1815–1895) verheiratet war, einer Tante von Max Liebermann (1847–1935). Ihr Sohn Emil Rathenau (1838–1915) – ein Cousin von Hugo Neumanns Mutter – begründete 1887 die Allgemeine Elektritizitäts Gesellschaft (AEG). Einer seiner Söhne war Walther Rathenau (1871–1922), späterer Außenminister der Weimarer Republik.
Als die Eltern von Hugo Neumann heirateten, trennte sie ein Altersunterschied von 18 Jahren; sein Vater war 36, die Mutter gerade halb so alt, was damals nicht ungewöhnlich war. 1856 wurde die älteste Tochter Betty geboren, als zweites Kind kam Hugo Neumann zur Welt. Später folgten noch vier weitere Geschwister – Ida, Anna, Clara und Berthold.
Über die ersten Lebensjahre Hugo Neumanns ist nichts Näheres bekannt. Nachgewiesen ist, dass er zu Michaelis 1877 nach 12 Jahren Schulbesuchs am »Königlichen Wilhelms-Gymnasiums« die Reifeprüfungen ablegte. Bei dessen Grundsteinlegung am 8. Juni 1863 hatte es unter Bezug auf den 50. Jahrestag der Befreiungskämpfe von 1813 in der Stiftungsurkunde geheißen: *Die Jugend dieser Zeit und der kom-*

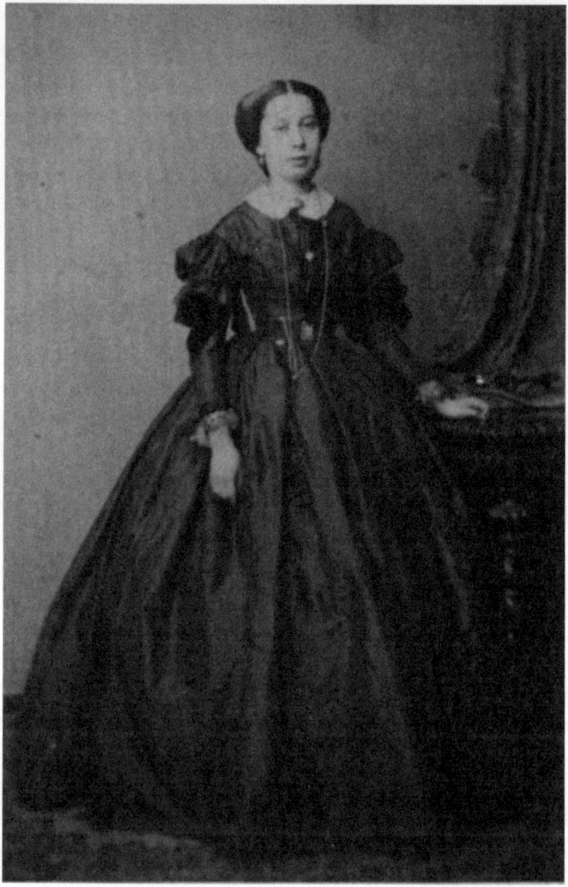

Hugo Neumanns Mutter, Julie Neumann geb. Rathenau

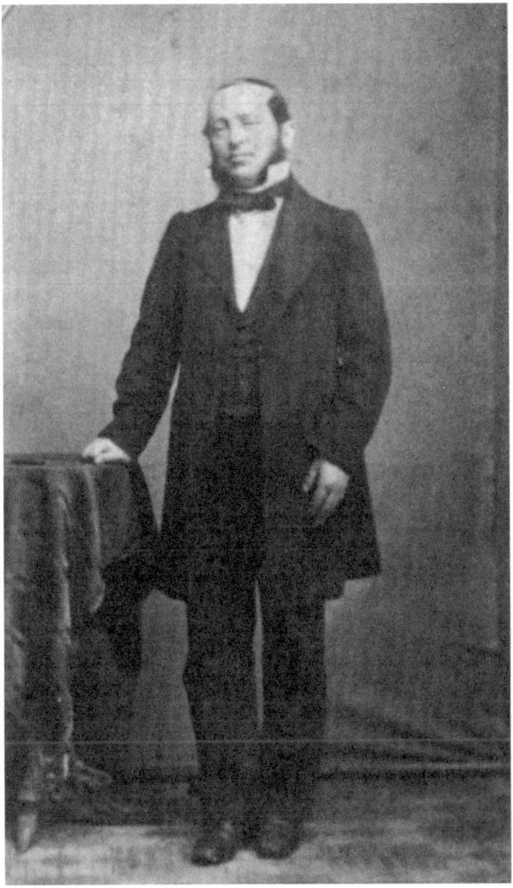

Hugo Neumanns Vater, Julius Neumann (ca. 1870)

menden Geschlechter finde hier immerdar einen klaren Born ächter Wissenschaft, sie möge zu Gottesfurcht erzogen werden auf den unvergänglichen Grundlagen des Christentums, sie möge gesund an Leib und Seele erstarken in der Liebe zum Vaterlande und – wenn es einst gilt – ihren Vorfahren von 1813 gleichen in Tapferkeit und Opferbereitschaft.[5] Was mag den jüdischen Fabrikanten Neumann bewogen haben, den ältesten Sohn ausgerechnet im »Wilhelms-Gymnasium« einschulen zu lassen, wo die Schüler auf den *unvergänglichen Grundlagen des Christentums* zu Gottesfurcht, Tapferkeit und Opferbereitschaft erzogen werden sollten? Der Widerspruch ist ein scheinbarer, denn die Berliner Jüdische Gemeinde unterhielt zu jener Zeit keine Schule, auf der Hugo Neumann die Hochschulreife hätte erlangen können. Außerdem war das Wilhelms-Gymnasium entstanden, weil die bestehenden sechs Gymnasien der Stadt überfüllt waren, und die Familie Neumann wohnte in der Viktoriastraße, nur wenige Schritte von der neuen Schule entfernt, die sich in der Bellevuestraße befand. Ein Blick in die Abiturientenlisten zeigt zudem, dass von den 18 Kandidaten, die sich im Herbst 1877 den Reifeprüfungen stellten, immerhin vier jüdischer Konfession waren, was einem Anteil von mehr als 20 Prozent entsprach.[6] Die Zahl der jüdischen Schüler wuchs im übrigen stetig; waren 1859 von 184 Schülern nur 12 Juden, so waren es 1908, 50 Jahre nach der Eröffnung des Gymnasiums, 279 von 557 Schülern, also jeder zweite![7] Auch die Söhne der Rathenaus und Liebermanns besuchten das Wilhelms-Gymnasium.

Nach den Abiturprüfungen schrieb Hugo Neumann sich im Oktober 1877 an der Berliner Friedrich-Wilhelms-Universität für das Studium der Naturwissenschaften ein. Nach einem Semester wechselte er als Medizinstudent nach Heidelberg, kehrte für das Sommersemester 1881 nach Berlin zurück und wurde im Oktober 1881 erneut in Heidelberg immatrikuliert. Neumann teilt mit, dass er bei Eduard Heinrich Henoch (1820–1910), dem Nestor der Berliner Pädiatrie, Vorlesungen hörte, was möglicherweise für seinen späteren Entschluss, Kinderarzt zu werden, von Bedeutung war. Dass Hugo Neumann überhaupt Arzt werden wollte, führt Rudolf Lennhoff (1866–1933) auf den Einfluss des Onkels Salomon Neumann zurück: *Von ihm, der ihn wie einen Sohn liebte, wurde er zum Studium der Medizin angeregt, empfing er den Sinn für Statistik und das Soziale.*[8] Nach dem Tod des Vaters am 26. 12. 1882 gewann der Onkel für den gerade 24-jährigen Hugo Neumann noch an Bedeutung, wie sich vor allem in dessen sozial-medizinischen Veröffentlichungen zeigte. Seinem Buch »Die unehelichen Kinder in Berlin« stellte er voran: *Herrn Dr. med. Salomon Neumann widmet diese statistische Studie Berliner Verhältnisse in treuer Verehrung sein Neffe.*[9] Zweifellos kann man Hugo Neumanns soziales Engagement auf den Einfluss seiner Familie und im Besonderen seines Elternhauses zurückführen, wie später gezeigt werden wird. Während des Wintersemesters 1882/83 bestand Hugo Neumann in Heidelberg das medizinische Staatsexamen und verteidigte dort auch seine Doktorarbeit »Über die Knochenbrüche bei Geisteskranken«. Das Gesamturteil lautete *summa cum laude*[10]. Die Dissertationsschrift war mit 160 Seiten für damalige Verhältnisse außergewöhnlich umfangreich. Noch 30 Jahre später sprach ein Rezensent *mit grosser Aner-*

kennung (von der)... *so sorgfältig bearbeitete(n) Neumannschen Inauguraldissertation.*[11]

Von der Assistenz zur Poliklinik

Nach Staatsexamen und Promotion reiste Hugo Neumann 1883/84 nach München, Wien, Paris und London. Nach Berlin zurückgekehrt, begann er im Jahre 1884 am »Städtischen Krankenhaus zu Moabit« als Arzt zu arbeiten. 1870/71 zunächst als »Barackenlazarett« konzipiert und errichtet, war es 1882 zum Krankenhaus umgewandelt worden. Paul Guttmann (1834–1893) stand ihm als ärztlicher Direktor vor. Aus Ratibor (Schlesien) stammend, hatte er in Würzburg, Wien und Berlin Medizin studiert und war seit 1859 Arzt. 1867 habilitierte er sich für Innere Medizin und hielt als Privatdozent an der Berliner Universität Vorlesungen. Zu Neumanns ademischen Lehrern zählte Guttmann zwar nicht, hatte aber einen Ruf als hervorragender Kliniker mit Interesse für mikrobiologische Forschung, was Neumann ansprach. Drei Jahre lang arbeitete er unter Guttmann. Im Winter 1887/88 hospitierte er an einer Kinderklinik in Wien, wo er mit Anton Weichselbaum (1845–1920) und Max Kassowitz (1842–1913) zusammen traf, was nicht ohne Folgen blieb, denn nach seiner Rückkehr beendete er seine Assistententätigkeit, um eine private Poliklinik für Kinder zu eröffnen. Weshalb er sich letztlich der Kinderheilkunde zuwandte, ist nicht ohne weiteres ersichtlich, denn weder sein Dissertationsthema noch die Veröffentlichungen in den Moabiter Jahren lassen eine besondere Neigung für dieses Fach erkennen. Es scheint,

dass sein Aufenthalt in Wien zu seiner Entscheidung maßgeblich beigetragen hat.
Dort war schon 1788 mit dem »(I. Öffentlichen) Kinder-Kranken-Institut« die erste Poliklinik für arme Kinder auf dem europäischen Kontinent eingerichtet worden. Ab 1837 hatte die Stadt ein eigenes Kinderkrankenhaus, und auch im Städtischen Findelhaus wurden Kinder medizinisch versorgt. An der Berliner Charité hielt zwar schon im Jahre 1802 Christoph Wilhelm Hufeland (1762–1836) pädiatrische Vorlesungen, aber erst 1830 wurde dort eine Kinderklinik mit angeschlossener Ambulanz eingerichtet. Bis zu jenem Zeitpunkt wurden Kinder auf den Stationen für erwachsene Patienten betreut und mussten teilweise sogar mit ihnen die Betten teilen. Doch auch die neue Klinik ließ viele Wünsche offen. Die Pflege leisteten keine Krankenschwestern, sondern Diakonissen. Jedes zweite Kind starb, weil es keine Separation infektiöser Patienten gab, sodass Scharlach, Masern und Diphtherie grassierten. Als nach 1873 auch Neugeborene aufgenommen wurden, stieg die Mortalität sogar bis auf über 80 Prozent. Während dessen schritt die Entwicklung der Pädiatrie in Wien voran. Hermann Widerhofer (1832–1901) wurde dort 1884 der erste Ordinarius für Kinderheilkunde, zehn Jahre bevor Otto Heubner (1843–1926) dies in Berlin gelang. Als profiliertester Vertreter unter den Wiener Kinderärzten jener Epoche gilt der schon erwähnte Max Kassowitz, der dem Kinder-Kranken-Institut seit 1882 als Direktor vorstand. 1886 gab es dort acht separate Ordinationsräume und einen Operationssaal, außerdem ein Laboratorium und sogar einen kleinen Hörsaal. Die Anregung für die Aufteilung in

Spezialabteilungen für Chirurgie, Orthopädie, Neurologie, Dermatologie, Augenheilkunde und Hals-Nasen-Ohren-Heilkunde entlehnte Kassowitz dem Vorbild der Wiener Allgemeinen Poliklinik. Dass Wien auf viele Ärzte, die sich für die Pädiatrie interessierten, deshalb eine große Anziehungskraft ausübte, wundert nicht und galt anscheinend auch für Hugo Neumann. Nachdem er erlebt hatte, was am Kinder-Kranken-Institut geleistet wurde, dürfte für ihn eine Tätigkeit an der Kinderklinik der Charité keine Option gewesen sein. Als Alternative wäre die private Poliklinik von Adolf Baginsky (1843–1918) in Betracht gekommen. Er hatte in Wien studiert, war 1866 promoviert worden, hatte sich 1882 an der Berliner Universität für Kinderheilkunde habilitiert und hielt seither als Privatdozent Vorlesungen. Baginskys vehementem Einsatz ist die Eröffnung des »Kaiser und Kaiserin-Friedrich-Kinderkrankenhauses« im Jahre 1891 zu verdanken. Er und seine Poliklinik genossen in den 1880er Jahren einen so hervorragenden Ruf, dass auch Hospitanten aus dem Ausland zu ihm kamen. Interessanterweise gehörte Sigmund Freud* (1856–1939) zu ihnen. Nach einem Forschungsaufenthalt 1885/86 in Paris bei dem berühmten Neurologen Jean Martin Charcot (1825–1893) verbrachte er im Frühjahr 1886 einen Monat bei Baginsky, bevor er nach seiner Rückkehr nach Wien am Kinder-Kranken-Institut die Leitung der dortigen Neurologischen Abteilung übernahm. Hugo Neumann hätte bei Baginsky vermutlich arbeiten können, sich dann aber einem bestimmten Regime unterordnen müssen, was ihm

* JÜDISCHE MINIATUREN, Band 37 »Sigmund Freud«

wohl nicht leicht gefallen wäre, denn *er bewegte sich auf seinen Wegen gern frei, … und Zwang war ihm nicht lieb*, wie Clara Birnbaum (1871–1939), eine seiner engsten Mitarbeiterinnen, mitteilt.[12] Wesentlicher war, dass Neumann in Wien gesehen hatte, wie viel mehr man in einer Ambulanz mit spezialisierten Fachabteilungen erreichen konnte als in einer allgemeinen kinderärztlichen Sprechstunde. Dokumente, die belegen, dass er sich bei der Konzeption seiner Poliklinik am Wiener Kinder-Kranken-Institut orientierte, existieren zwar nicht, Aufbau und Organisation waren sich aber so ähnlich, dass es gerechtfertigt erscheint anzunehmen, dass es ihm als Anregung und Vorbild diente.

Seine Poliklinik befand sich anfangs in der Brückenstraße. 1890 wurde sie in die Köpenicker Straße verlegt, 1894 in die Neue Friedrichstraße. Da die Patientenzahlen stetig zunahmen und die Poliklinik im Laufe der Zeit um mehrere Abteilungen erweitert wurde, benötigte Neumann ein für seine Zwecke neu erbautes bzw. speziell ausgestattetes Gebäude. Im Winter des Jahres 1895/96 fand er ein geeignetes Mietshaus, viergeschossig mit unbebautem Hof, in der Blumenstraße 78 (später mit der Nummer 97 versehen), unweit der Jannowitzbrücke gelegen. Das Grundstück gehörte dem Kaufmann Eduard Wallach. Am 16. Januar 1896 unterzeichnete Neumann mit ihm den Kaufvertrag. 207.000 Mark wurden als Preis vereinbart. Bald wurde im Hof mit der Errichtung eines viergeschossigen Quergebäudes mit einer Grundfläche von 220 Quadratmetern begonnen, das nach einem Jahr fertiggestellt war. Am 1. April 1897 wurde die Poliklinik in ihren neuen Räumen offiziell eröffnet.

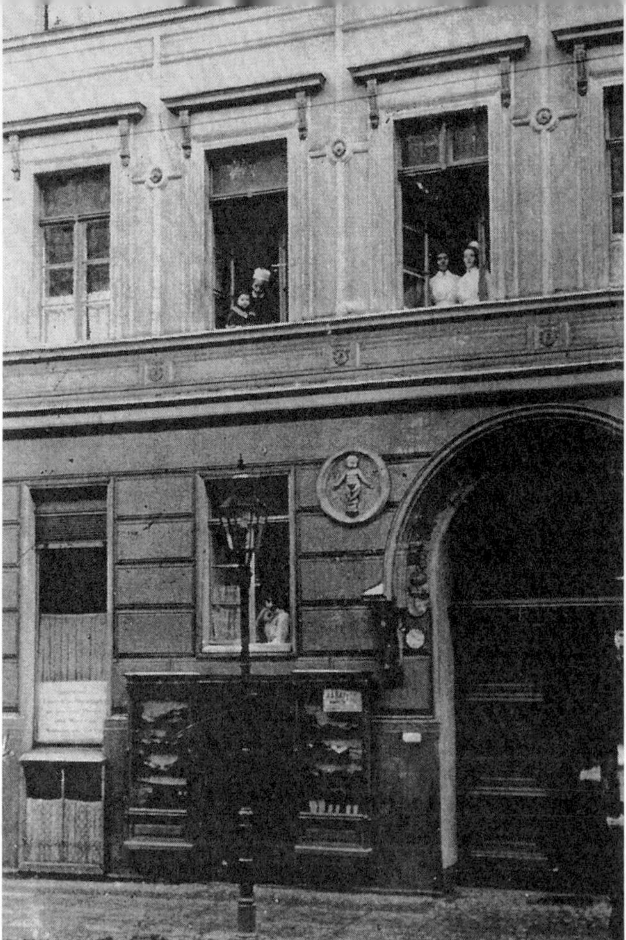

Dr. Hugo Neumanns Kinderhaus (um 1910), Blumenstraße 97 unweit der Jannowitzbrücke. Haus und Straße existieren heute nicht mehr.

Die baulichen Details beeindrucken noch heute. In allen Zimmern waren Waschgelegenheiten mit Anschluss an die Wasserleitung sowie Gasanschlüsse vorhanden. Es gab ein integriertes Heiz- und Belüftungssystem, das für gleichbleibende Temperaturen im gesamten Gebäude sorgte, einschließlich dem Treppenhaus und den Toiletten. Frischluft wurde vom Garten angesaugt, durch einen Filter im Keller geleitet und danach in die Zimmer gepresst, während die verbrauchte Luft über ein Schachtsystem unter das Dach und von dort nach draußen abgeleitet wurde. Im Sommer blieb das Gebäude auf diese Weise kühl, im Winter dagegen warm, weil sich im Keller auch die Heizung befand und die angesaugte Luft dort angewärmt werden konnte. Sämtliche Sprechzimmer waren untereinander, mit der Pförtnerloge und einer kleinen Krankenstation telefonisch verbunden. Kinder, welche möglicherweise an ansteckenden Erkrankungen litten, wurden unmittelbar nach ihrem Eintritt in das Gebäude durch den sogenannten Tagesarzt im Erdgeschoss untersucht. Bestand tatsächlich Übertragungsgefahr, erfolgte die Behandlung gleich im Infektionszimmer nebenan. Anschließend konnten die Kinder das Haus durch einen separaten Ausgang über ein zweites Treppenhaus wieder verlassen, ohne Andere zu gefährden. Im ersten Obergeschoss befand sich ein großes Wartezimmer für etwa 120 Mütter mit ihren Kindern. Die Sprechzimmer des Augen-, des Nerven- und des Hals-Nasen-Ohren-Arztes mündeten alle in dieses Wartezimmer. Wurde erst bei der Untersuchung in einem der Sprechzimmer eine ansteckende Krankheit diagnostiziert, konnte man das Wartezimmer durch einen anderen Ausgang verlassen und über eine zweite Treppe zum Infektionszimmer im Erdgeschoss gelangen. Im zweiten Obergeschoss waren neben einem kleineren Wartezimmer die Sprechzimmer des Zahnarztes, das des Orthopäden und ein Operationssaal eingerichtet. Das dritte Geschoss beherbergte eine kleine Station, die anfangs 6, später 14 Patienten aufnehmen konnte. Außerdem befand sich auf dieser Etage ein Laboratorium. Im vierten Geschoss lagen die Personal-Wohnräume. Zusammen mit dem Kaufpreis für das Grundstück investierte Neumann in den Bau des Hauses, das Gas-, Wasser-, Heizungs- und Telefonsystem sowie die Inneneinrichtung insgesamt fast 300.000 Mark. Dies war eine außerordentlich große Summe, zumal für eine private Einrichtung. Ohne das Erbe seines verstorbenen Vaters wäre eine solche Investition nicht denkbar gewesen. Aber er hatte auch in seiner Mutter, die seit dem Tod des Vaters die Geschicke der Zigarrenfabrik lenkte, eine bedeutende finanzielle Stütze.

Der Betrieb der Poliklinik war exakt organisiert. Um die Wartezeiten kurz zu halten, wurden bekannte und erstmals vorgestellte Patienten in separaten Zimmern untersucht. Die allgemeine Sprechstunde wurde täglich außer sonntags abgehalten, wobei deren Leiter mit bis zu acht anderen Ärzten zusammenarbeitete. Zur chirurgisch-orthopädischen Abteilung gehörten neben den beiden leitenden Ärzten drei bis vier Assistenten. Die Sprechstunde für Hautkrankheiten leitete anfangs Alfred Blaschko (1858–1922), einer der namhaftesten Dermatologen jener Zeit. Die neurologisch-psychiatrische Abteilung unterstand der Leitung von Siegbert Sally Kalischer (1867–1938). Bemerkenswert ist, dass Hugo Neumann eine Sprechstunde für Sprachkrankheiten einrichtete und auch eine Ambulanz für Zahnkrankheiten zu den Abtei-

lungen der Poliklinik gehörte. Sporadisch war ein Urologe vor Ort.
Montags, mittwochs und freitags fanden die Sprechstunden des Hals-Nasen-Ohren-Arztes, dienstags, donnerstags und sonnabends parallel die des Augen- und des Nervenarztes statt. Den Spezialisten waren jeweils ein bis zwei praktische Ärzte als Assistenten zugeteilt. Man kann davon ausgehen, dass täglich etwa 20 Ärzte in der Poliklinik gleichzeitig anwesend waren. Das erscheint viel, trug aber der Beanspruchung Rechnung, denn mit der Inbetriebnahme des Hauses in der Blumenstraße fanden jährlich etwa 43.000 Konsultationen statt! Neben der vorzüglichen Ausstattung der Poliklinik und dem fachlichen Können der Ärzte war es vor allem Neumanns Persönlichkeit, die den enormen Zulauf erklärte: *Trotz den Tausenden und Abertausenden, die bei ihm Hilfe suchten, wusste er sich für jedes einzelne Kind zu interessieren, kannte den größten Teil von ihnen mit Namen und wusste ihre Schicksale … Er begnügte sich nicht damit, die Kinder zu heilen, er wusste auf die neu erblühenden Gesichtchen das Lächeln der Zufriedenheit zu zaubern, und er wusste gebeugte, verzweifelte Mütter nicht nur aufzurichten, sondern ihnen auch die Freude an ihrem Kinde zurückzugeben, das Gefühl, dass es ihr größter Schatz sei,*[13] berichtet einer seiner Schüler. Diese Grundhaltung vermochte er offenbar auch auf seine Mitarbeiter zu übertragen: *Man muß unter Neumann hier in dieser Poliklinik gearbeitet haben, um die ganze Tiefe sozialen Pflichtgefühls, grenzenloser Menschenliebe und herzlicher, geduldiger Güte zu erfassen, die Neumanns Arbeit erfüllte und charakterisierte. Wie nachsichtig war Neumann uns als Lehrer, wie fürsorgend und hilfreich; nur selten*

streng. Aber in einem einzigen Fall konnte ein fast heiliger Zorn ihn heftig werden lassen: es war dies dann, wenn einer von uns Aerzten es einmal an Geduld und Freundlichkeit den Kindern oder deren Müttern gegenüber fehlen ließ,[14] erinnert sich ein anderer ehemaliger Assistent.

Hugo Neumann hatte ein besonderes Gespür für kleine, aber keineswegs nebensächliche Details, wie die folgenden Beispiele zeigen: Im Treppenhaus ließ er unterhalb des normalen Geländers ein zweites anbringen, das auch die ganz Kleinen schon selber erreichen konnten. Die Bänke im Wartessal waren – dem unterschiedlichen Alter der Kinder entsprechend – höhenverstellbar, die Wände mit Tierbildern bemalt, was heute selbstverständlich erscheint, damals aber noch ungewöhnlich war. Wenn die Kinder zu Hugo Neumann in die Blumenstraße kamen, sollten sie sich so wohl und geborgen wie möglich fühlen, und das taten sie offenbar: *Das rabiateste Kind wurde zutraulich, wenn er hinzutrat, es mit freundlich-ernstem Gesicht ansah und ihm zusprach. Dann klärten sich die Äuglein auf, und das Plappermäulchen begann von den Puppen und Soldaten zu erzählen oder die älteren kramten ihre Zukunftspläne aus, dass sie Schutzmann oder Straßenbahnschaffner werden wollten oder Fräulein in einer Konditorei und was der Jugendträume mehr sind.*[15]

In dem kleinen Operationssaal wurden chirurgische Eingriffe wie z.B. Blinddarm-Operationen durchgeführt. Die Nachsorge erfolgte auf der Krankenstation. Zwischen 1904 und 1912 wurden dort 1170 Kinder behandelt. Hugo Neumann realisierte neben der Poliklinik einen regulären Krankenhausbetrieb im kleinsten Rahmen. Gerade die bei-

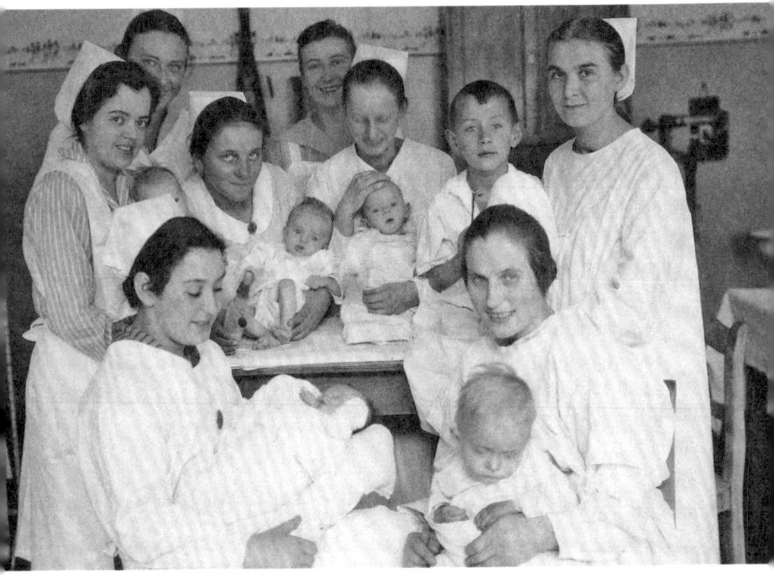

Krankenstation um 1923

nahe familiäre Atmosphäre ermöglichte eine viel individuellere Betreuung, als dies in den größeren Berliner Kinderkliniken der Fall war. Unter diesen Bedingungen entschlossen sich die Mütter leichter, einer stationären Aufnahme zuzustimmen. Die Assistenzärzte arbeiteten nicht nur in einer Abteilung, sondern auch in den übrigen Sprechstunden, was eine umfassende Ausbildung garantierte. Dass ein solches Angebot mit Begeisterung von jungen Ärzten angenommen wurde, ist an der großen Anzahl derer zu erkennen, die in der Blumenstraße hospitierten, zwischen 1889 und 1914 mehr als 200. Ein Assistent erinnert sich: *Im Innern des Hauses ging es zu wie in einem Vogelhaus. Ein ungeheuerliches Geschrei durch alle Stockwerke reichend erschwerte die sprachliche Verständigung,* (aber) *der Staatsexamenskandidat konnte dort viel lernen, gewissermaßen von der Pike auf... Man lernte bei diesem ungemeinen Krach auskultieren* (abhorchen) *und percutieren* (abklopfen), *man füllte die in Maßeinheiten eingeteilten Milchflaschen, um den Müttern zu zeigen, wie viel Schleim zu wieviel Milch gehörte, und man sah zugleich das Panopticum pädiatrischer Poliklinik... Wer hier 2 bis 3 Monate sah, hörte und handelte, konnte unbedenklich das Examensgespräch... wagen.*[16]

Wissenschaftler – Dozent – Lehrbuchautor

Wenngleich für Hugo Neumann die praktische klinische Tätigkeit zeitlebens wichtig war, blieb er doch zugleich auch wissenschaftlich interessiert, forschte und publizierte seine Erkenntnisse. Seine Veröffentlichungen bis 1893 behandeln überwiegend bakteriologische Probleme. So ging er unter anderem der Frage nach, welche Konsequenzen sich aus dem Nachweis von Typhus-Erregern im Urin, der ihm als erstem gelang, ergaben. Für die Patienten selbst, so stellte er fest, blieb dies ohne Bedeutung. Da die Bakterien aber zum Teil monatelang im Urin nachweisbar blieben, forderte er die Desinfektion des Harns von Typhus-Kranken als Infektionsschutz der Kontaktpersonen. In einem »Bakteriologischen Beitrag zur Aetiologie der Pneumonien

im Kindesalter« untersuchte Neumann, ob Lungenentzündungen bei Kindern und Erwachsenen durch den gleichen Erreger verursacht werden, was zu jener Zeit noch nicht eindeutig bekannt war. Anhand seiner Ergebnisse konnte er dies bestätigen. 1891 veröffentlichten er und sein Assistent Michael Cohn (1867–1934) die Arbeit »Ueber den Keimgehalt der Frauenmilch«. Bis zu diesem Zeitpunkt galt die Brustmilch gesunder Frauen als steril. Neumann und Cohn wiesen nun nach, dass in der Milch gesunder Wöchnerinnen, entgegen der bisherigen Auffassung, regelmäßig Bakterien nachweisbar waren, erfreulicherweise aber keinen Schaden für die Kinder verursachten. 1893 erschien seine umfangreiche Arbeit »Ueber die Bronchialdrüsentuberculose und ihre Beziehungen zur Tuberculose im Kindesalter«. Die Tuberkulose war damals eine sehr verbreitete, oft todbringende Erkrankung, denn Antibiotika wurden erst Jahrzehnte später entwickelt. Neumann ging davon aus, dass eine tuberkulöse Infektion im Kindesalter gewöhnlich über die Atemwege stattfindet.
Wie konnte man dies möglichst sicher und mit wenig Aufwand erkennen? Es sei daran erinnert, dass Conrad Röntgen (1845–1923) seine sogenannten X-Strahlen erst 1895 entdeckte. Also musste man mit anderen Mitteln die Diagnose zu stellen versuchen. Die meisten damaligen deutschen Kinderärzte gingen davon aus, dass es keine mit dem Stethoskop hörbaren spezifischen Befunde bei der Tuberkulose gab. Hugo Neumann war anderer Meinung, was er auch statistisch zu belegen versuchte. Diese kurze Analyse von einigen seiner Publikationen zeigt, dass ihn immer der Gedanke leitete, praxisrelevante Erkenntnisse zu gewinnen.

Die Krankheiten seiner kleinen Patienten zu studieren half ihm, ihnen zu helfen. Er wollte sein Wissen und Können aber auch anderen zugänglich machen, besonders jungen Ärzten und Studenten. Am 28. Juli 1892 richtete er deshalb an den Dekan der Medizinischen Fakultät der Berliner Königlichen Friedrich-Wilhelms-Universität, Prof. Emil du Bois-Reymond (1818–1896), ein Schreiben, in dem er um Zulassung zur Habilitation *für das Fach innere Medizin (im Besonderen der Kinderheilkunde)*[17] bat. Beigefügt waren dem Antrag 30 von ihm verfasste Publikationen. Prof. Carl Gerhardt (1833–1902), der für die Fakultät Neumanns Eignung zum Lehrfach einschätzen sollte, stellte nüchtern fest: *Dieser Summe von Arbeiten kann man das Urtheil entnehmen, dass Aspirant in Rücksicht auf Gelehrsamkeit ausgezeichnet sei; auch in Rücksicht auf Geist dürfte er in üblicher Weise ausgezeichnet erachtet werden.*[18] Seine »Antrittsvorlesung« hielt Neumann am 17. März 1893. Mit seiner erfolgreichen Habilitation war er berechtigt, akademische Lehrveranstaltungen anzubieten. Aus den Vorlesungsverzeichnissen der Berliner Universität ist ersichtlich, dass er ab dem Sommersemester 1893 »Praktische Übungen in der Diagnostik der Kinderkrankheiten« leitete. Für das Wintersemester 1908/09 ist ausdrücklich »nur für Fortgeschrittene« vermerkt. Wieviele Studenten Hugo Neumann jährlich unterrichtete, ist nicht bekannt.

In den Jahren nach der Habilitation widmete er sich zunehmend sozial-medizinischen Themen, bearbeitete aber auch weiterhin klinische Fragen. 1897 legte er unter dem Titel »Über die Beziehungen der Krankheiten des Kindesalters zu den Zahnkrankheiten« eine detaillierte Darstellung zu spezifischen Auffälligkeiten am kindlichen Gebiss bei Tuberkulose, Syphilis und Rachitis vor, deren Kenntnis bei der Diagnosestellung genutzt werden konnte. Am 11. Januar 1899 sprach er – als erster Arzt auf dem europäischen Kontinent – in der Berliner medizinischen Gesellschaft »Über den mongoloiden Typus der Idiotie«, heute als Down-Syndrom nach John Haydon Langdon Down (1828–1896) benannt, der 1866 als erster darüber berichtet hatte. Als Hugo Neumann Kinder aus seiner Poliklinik vorstellte, demonstrierte er also ein bereits bekanntes Syndrom. Sein Vortrag verdient aber Interesse, weil er einige wichtige, von Down und anderen abweichende Angaben enthält. Down hatte die Bezeichnung *Mongolentyp der Idiotie* gewählt, um das charakteristische, asiatisch anmutende Gesicht zu beschreiben. Neumann sprach statt dessen nur vom *mongoloide*(n) *Aussehen.*[19] Er war im Gegensatz zu Down überzeugt, dass es sich um eine angeborene Fehlbildung handelte, womit er recht hatte. Wichtig war ihm die Unterscheidung vom »Cretinismus«, einer Krankheit, die bei einer Unterfunktion der Schilddrüse entsteht. In der Diskussion zu Neumanns Vortrag behauptete Rudolf Virchow (1821–1902), einer der bedeutendsten deutschen Ärzte des 19. Jahrhunderts, dass es sich um eben diese Krankheit handle. Hugo Neumann nahm dies zum Anlass, drei Wochen später Kinder mit beiden Störungen nebeneinander zu stellen und Virchows Behauptung zu widerlegen. Wenige Jahre danach wurde die Eigenständigkeit des Syndroms allgemein akzeptiert. Erst 1959 erkannte man, dass ihm ein genetischer Fehler, nämlich eine Verdreifachung (Trisomie) des Chromosoms 21, zugrunde liegt.

Parallel zu seiner Tätigkeit als Dozent arbeitete Hugo Neumann an einem Lehrbuch, in dem er sein Wissen auf eine sehr persönliche Weise weitergab – in Form von fiktiven »Briefe(n) an einen jungen Arzt«. Diese Idee war eigentlich nicht neu, schon große Mediziner des 17. und 18. Jahrhunderts wie Thomas Sydenham (1624–1689) und Giovanni Battista Morgagni (1682–1771) hatten ihre Lehrwerke in Briefform verfasst. Neumann griff nun, an der Wende zum 20. Jahrhundert, als andere Autoren streng und sachlich gegliederte Bücher publizierten, bewusst diese Form wieder auf, weil er glaubte, so am besten vermitteln zu können, was ihm wichtig war, wie das folgende Zitat aus der Einleitung zeigt: *Mein junger Freund, Du klagst in Deinem Briefe über den mangelnden Erfolg in Deiner ärztlichen Praxis… Das Publikum, meinst Du, sollte es schätzen, dass der Staat ihm in langjährigem, mühseligem und kostspieligem Studium seine Ratgeber heranbildet, und es sollte ihnen nach ihrem Abgang von der Universität mit dem felsenfesten Vertrauen entgegenkommen, welches in der guten, alten Zeit zu finden war. Ganz besonders macht es sich Dir in der Kinderpraxis unangenehm bemerkbar, dass Du gegenüber den Grossmüttern, Hebammen und Nachbarsfrauen oft den Kürzeren ziehst… Es scheint mir, dass Du das Verhältnis zwischen Arzt und Publikum nicht ganz richtig auffasst. Der Kranke will geheilt werden, und wenn Du ihm nicht diesen berechtigten Wunsch erfüllst, so wendet er sich an einen anderen Arzt: wobei er die nicht unrichtige Ansicht hat, dass bei gleicher Schule doch Wissen und Begabung verschieden verteilt sind.*[20] Bemerkenswerte Sätze, wie man sie selten in medizinischen Texten findet. Zum Konzept des Buches erklärt Neumann: *Nur praktisch von mir selbst Erprobtes werde ich Dir mitteilen; ich empfehle Dir, es folgerichtig und unter Benutzung von etwas gesundem Menschenverstand zu verwerten. In der Regel wird in der Behandlung nicht einmal, wie Du vielleicht erwartest, die Verordnung einer Arzenei an erster Stelle kommen, sondern es wird die Regelung der Ernährung, die Anwendung des Wassers, zusammen mit vielen anderen kleinen und dabei doch wichtigen Massnahmen einen breiten Raum einnehmen.*[21] Sein Anliegen ist damit klar. Das Buch soll als praktischer Leitfaden dienen. Dies bedeutet, dass auch die Behandlungskosten berücksichtigt werden müssen, denn: *Die überwiegende Mehrzahl Deiner Kranken ist unbemittelt.* Neumann stellt alle wichtigen Krankheiten mit Diagnostik und Therapie dar, um abschließend zu schreiben: *Es war nicht meine Absicht, erschöpfend zu sein; vielmehr genügt es mir, Dir eine kurze Richtschnur für Dein Handeln in der Praxis gegeben zu haben… Manches lässt sich nicht lehren, sondern nur in der Wirklichkeit lernen, manches andere ist weder zu lehren noch zu lernen, sondern muss im Arzt selbst von vornherein liegen… ich meine das Gebahren, welches der Ausfluss eines freundlichen und guten Charakters ist und ganz von selbst auf das Kind und seine Angehörigen einen Einfluss übt, welcher die Behandlung unterstützt und sie in Fällen, wo die ärztliche Kunst versagt, sogar zum grössten Teil ersetzen muss.*[22] Neumanns ehemaliger Schüler Eugen Graetzer lobte die Briefe als *eine vorzügliche Ergänzung zu jedem Lehrbuch der Pädiatrie.*[23] An anderer Stelle wurde dem Werk *die weiteste Verbreitung… sowohl bei jüngeren Ärzten, an die es sich hauptsächlich wendet, als auch bei älteren, die*

Über die Behandlung

der

Kinderkrankheiten

H. Neumanns Briefe an einen jungen Arzt

Sechste
gänzlich veränderte und erweiterte Auflage

bearbeitet von

weil. Prof. Dr. **H. Neumann** und Dr. **E. Oberwarth**
Berlin Berlin

Mit einem Bildnis H. Neumanns

Berlin W. 30
Verlag von Oscar Coblentz
1913

sich hoffentlich nicht an dem brüderlichen Du, und an dem etwas väterlichen Tone stossen werden[24], gewünscht. Heinrich Finkelstein (1865–1942) wagte die Voraussage, das Buch werde *neben dem Altmeister Henoch gewissermassen als eine Art praktischer Ergänzung in jeder Handbibliothek einen wohlverdienten Platz einnehmen.*[25] Tatsächlich folgte schon im Juli 1900 eine zweite Auflage, im Jahre 1903 die dritte. Als im Jahre 1913 posthum die sechste Auflage unter Mitwirkung von Hugo Neumanns Schüler und Mitarbeiter Ernst Oberwarth erschien, hieß es in einer Rezension:
Über die Zweckmäßigkeit des Buches… noch ein Wort zu verlieren, wäre überflüssig. Die rein klinischen Kapitel sind… in ihren therapeutischen Einzelheiten von keinem andern Lehrbuch übertroffen.[26]
In den Jahren nach 1900 schrieb Hugo Neumann mehrfach über den Säuglingsskorbut, eine heute seltene Erkrankung. Ihre Ursache war unklar. Die Mütter von Hugo Neumanns Patienten hatten pasteurisierte, vom Hersteller aber nicht als solche gekennzeichnete Milch sterilisiert. Ob dadurch Substanzen, die für das Gedeihen des Kindes essentiell waren, zerstört wurden oder sich infolge des Erhitzens giftige Stoffe entwickelten, vermochte Neumann nicht sicher zu sagen, er war jedoch überzeugt, dass übermäßig langes Kochen die Milch entwertete. Um zu verhindern, dass Mütter auf diese Weise unbeabsichtigt ihre Kinder schädigten, forderte er deshalb einen gesetzlichen Zwang, pasteurisierte Milch nur in eindeutig etikettierten Flaschen zu verkaufen. 1912 wurde der Verlust der antiskorbutischen Wirkung der Milch durch das Sterilisieren im Tierversuch nachgewiesen. Erst 1932 gelang es, die Ascorbin-Säure (Vitamin C) als bio-

chemisch wirksame Substanz zur Verhinderung bzw. Behandlung des Skorbuts zu synthetisieren.

Hugo Neumann als Sozialpädiater

Salomon Neumann hatte 1847 postuliert, *die medizinische Wissenschaft ist in ihrem innersten Kern und Wesen eine soziale Wissenschaft.*[27] Sich für die Verbesserung der gesundheitlichen Verhältnisse von Kindern in der Gesellschaft zu engagieren, ist eine Aufgabe der Sozialen Pädiatrie. Der Entschluss von Hugo Neumann, eine pädiatrische Poliklinik für Arme einzurichten, war Ausdruck seines sozialen Verantwortungsgefühls als Kinderarzt. 1891 machte er seine Überzeugungen erstmals publik. Im »Verein für öffentliche Gesundheitspflege« hielt er einen Vortrag unter der rhetorischen Fragestellung »Was geschieht in Berlin für kranke und hilflose Säuglinge?«. Als »hilflos« im Sinne der Gesetzgebung galten Kinder, deren Mütter bzw. Eltern Armenunterstützung erhielten. Bei Krankheit musste ein solches Kind ins »Waisendepot« geschickt und von einem Arzt untersucht werden. Hielt dieser eine Klinik-Behandlung für notwendig, konnte er zwar eine Krankenhauseinweisung veranlassen, aber nur die Charité war zur Aufnahme kranker Säuglinge gesetzlich verpflichtet. Hugo Neumann wies nach, dass in Berlin in zehn Jahren mehr als 80 Säuglinge verstorben waren, weil man ihnen die Klinikaufnahme verweigert hatte. Als Konsequenz forderte er die Errichtung eines Säuglingskrankenhauses. Es sollte zentral gelegen sein, Säuglinge mit ihren Müttern aufnehmen können, aber auch »mutterlosen« Kindern offenstehen. Um diese Kinder zu stillen, müssten

Ammen angestellt werden. Für Kinder ohne häusliche Pflege schlug Hugo Neumann die vorübergehende Unterbringung in einem angegliederten »Säuglingsasyl« vor. Säuglingskrankenhaus und -asyl sollten von der Stadt finanziert werden: *Im besonderen wüsste ich nicht, warum die Commune die Verpflegung der Säuglinge von anderen Gesichtspunkten aus als die Verpflegung von Erwachsenen handhaben sollte, insofern jene doch gewiss das gleiche Anrecht wie diese haben, gemäss der durch Krankheit und individuelle Verhältnisse gegebenen Bedingungen behandelt zu werden,*[28] begründete er seine Forderungen. Er tat dies nicht nur als Leiter seiner Poliklinik, sondern auch als Vereinsarzt des »Berliner Kinderschutzvereines«. Dieser war 1869 entstanden und wurde aus privaten Mitteln unterhalten. Als einziger Verein in Deutschland betreute er, ohne jede behördliche Unterstützung, ausschließlich in fremde Pflege gegebene, sogenannte »Haltekinder«. Zu den Gründungs- und Vorstandsmitgliedern zählte Lina Morgenstern (1830–1909), deren Name mit zahlreichen gemeinnützigen Vereinigungen und Initiativen in Berlin verbunden ist. 1859 entstanden auf ihre Anregung die ersten Berliner Kindergärten, 1866 initiierte sie die Volksküchen. Der »Kinderschutzverein« nahm überwiegend, aber nicht ausschließlich Kinder lediger Mütter in Pflege.
Hugo Neumann fiel bei der Auswertung der Vereinsdaten die höhere Sterblichkeit der unehelich geborenen Pfleglinge auf. Die systematische Untersuchung der Lebensverhältnisse jener Kinder mittels statistischer Methoden wurde in den folgenden 20 Jahren zu einem seiner Forschungsschwerpunkte. In den Mittelpunkt des öffentlichen Interesses geriet damals ein anderes Thema: das fehlende

Bevölkerungswachstum in Preußen. Die Erforschung des Einflusses der natürlichen und künstlichen Ernährung auf die Säuglingssterblichkeit wurde zu einem Forschungsgegenstand der Nationalökonomen. Statistische Zahlen hierzu gab es nur wenige. Die Stadt Berlin nahm insofern eine positive Sonderstellung ein, als auf den Berliner Totenscheinen vermerkt werden musste, ob die verstorbenen Säuglinge gestillt worden waren oder nicht. Einflüsse der Ernährung auf die Sterblichkeit ließen sich so in gewisser Weise abschätzen.

Richard Boeckh (1824–1907), dem Direktor des Berliner Statistischen Landesamtes – an dessen Einrichtung Hugo Neumanns Onkel Salomon maßgeblichen Anteil gehabt hatte – war zu verdanken, dass in Berlin als erster Stadt in Deutschland ab 1890 auch die Ernährungsart der Säuglinge im Zuge der Volksbefragungen ermittelt wurde. Boeckh zeigte, dass ein Drittel aller Berliner Lebendgeborenen im Verlauf ihres ersten Lebensjahres verstarb, davon über 30 Prozent an Durchfallerkrankungen, im Sommer sogar doppelt so viele. Auffallend war, dass die »Brustkinder« viel seltener an Verdauungskrankheiten starben als die künstlich genährten. Wenn dies so war, weshalb stillten dann immer weniger Frauen ihre Kinder? 1892 beauftragte Hugo Neumann seinen Schüler Eugen Graetzer, Mütter von Kindern aus seiner Poliklinik nach ihren Gründen für das Nicht-Stillen zu befragen.

Zwei Drittel der verheirateten Frauen nannten körperliche Gründe. Bei den ledigen Müttern war dagegen in fast 80 Prozent aus rein sozialen Gründen gar nicht erst der Versuch gemacht worden zu stillen, weil sie ihren Unterhalt erwerben

mussten. Wie sollten Unbemittelte ihre Kinder vor den gefürchteten Sommerdurchfällen schützen? Neumann forderte, *dass die Commune selbst die Versorgung der Unbemittelten mit Kindermilch in die Hand nehme; sei es, dass sie selbst als Producentin auftritt, sei es, dass sie indirect die bedürftigen Consumenten mit billiger und guter »Kindermilch« versorgt.*[29] Offizielle Reaktionen auf diesen wie auch auf alle übrigen von ihm gemachten Vorschläge blieben aus. Die meisten der vom »Kinderschutzverein« betreuten Pfleglinge waren unehelich geboren. In anderen Städten Deutschlands wurden solche Kinder oft in Findelhäusern versorgt, was es in Berlin nie gab. Anfang der 1890er Jahre fiel der Stadt eine große Geldsumme aus einem privaten Vermächtnis zu, die für den Bau einer solchen Institution eingesetzt werden sollte. Hugo Neumann, der Findelhäuser strikt ablehnte, nahm dies zum Anlass einer statistischen Untersuchung zur Lage unehelicher Kinder. Zwischen 1860 und 1880 war die Zahl der unehelichen Geburten stetig größer geworden, was jedoch allein auf das rasche Bevölkerungswachstum in diesem Zeitraum zurückzuführen war.
Bezogen auf die relative Häufigkeit der unehelichen Geburten zeigte sich seit den sechziger Jahren eine Abnahme. Aus Neumanns Daten ging hervor, dass die Väter in der Mehrzahl Arbeiter, Handwerker und kleinere Gewerbetreibende waren. Mehr als die Hälfte der ledigen Mütter arbeiteten als Dienstbotinnen, Näherinnen oder Wäscherinnen, ein Viertel waren Arbeiterinnen und nicht etwa, wie häufig vermutet wurde, Prostituierte. Die Kinder blieben entweder bei ihren Müttern bzw. deren Angehörigen oder sie wurden zu Haltekindern. Wieviele uneheliche Kinder tatsächlich in

Haltepflege gelangten, war unbekannt. Hugo Neumann wies nach, dass zwischen 1882 und 1890 der Anteil der Haltekinder von mehr als einem Drittel auf ein Fünftel aller Unehelichen gesunken war. Die Säuglingssterblichkeit war bei ihnen doppelt so hoch wie bei ehelichen Kindern. Haupttodesursache waren bei den unehelichen Säuglingen schon ab dem zweiten Monat Magen- und Darmkrankheiten, während dies bei ehelichen Kindern erst später der Fall war. Neumann sah dies im unterschiedlichen Stillverhalten bei verheirateten und ledigen Müttern begründet, womit sich der Kreis zu seinen Untersuchungen über die Ernährungsverhältnisse schloss. In Auswertung seiner Daten unterbreitete er Vorschläge zur Verbesserung der Unehelichen-Fürsorge, wobei er feststellte, dass es im Interesse der Gesellschaft läge, die Lebensbedingungen dieser Kinder zu ändern, denn *das elende Dasein der Unehelichen ist nicht durch natürliche, sondern durch soziale Verhältnisse bedingt, und diese lassen sich ändern… Die ungenügende thatsächliche Heranziehung des natürlichen Vaters ermutigt diesen zur Unsittlichkeit und macht ihn stumpf für die Lage, in die er Mutter und Kind bringt; die Mutter muß, abgesehen von den gemütlichen und moralischen Folgen, welche die außereheliche Schwängerung nach sich zieht, den Glauben an die gesellschaftliche Solidarität verlieren, wenn sie ihr Kind hilflos zu Grunde gehen sieht, und das Kind selbst ist, wenn es durch einen Zufall dem frühen Tode entging, bereit, die Gesellschaft entgelten zu lassen, was sie an ihm versäumt hat.*[30]

Hugo Neumann hielt es für sinnvoll, schon vor der Geburt der unehelichen Kinder finanzielle Mittel für deren Unterhalt sicherzustellen. Nach dem geltenden Recht wurde der

Vater erst einbezogen, wenn er dem Vormundschaftsgericht namentlich bekannt geworden war, was die Zahlung der Alimente oft verzögerte. Neumann schlug deshalb vor, die Vormundschaft einer Behörde zu übertragen. Dies war bislang nur für Mündel möglich, die sich in geschlossenen Anstalten befanden, nicht jedoch für Kinder in Pflegefamilien. Außerdem forderte er Zufluchtsstätten für ledige Schwangere, in denen sie nach Möglichkeit auch entbinden konnten. Während des anschließenden Aufenthaltes sollten die Mütter stillen und dies auch nach der Entlassung tun, was nur möglich wäre, wenn sie nicht gleich wieder arbeiten müssten. Die Gewährung einer Geldunterstützung für 6 bis 8 Wochen würde ihnen ermöglichen, sich während dieser Zeit ganz der Pflege des Kindes widmen zu können. In Paris, wo Stillbeihilfen an bedürftige Mütter ausgegeben wurden, hatte sich dieses Verfahren bewährt.
Darüber hinaus forderte Hugo Neumann eine Reform der Haltepflege. Die Kontrolle der »Haltemütter« sollte nicht mehr wie bisher durch Polizisten, sondern durch einen »Haltekinderarzt« und diesem beigeordnete bezahlte Pflegekräfte erfolgen. Er versprach sich von der Überwachung durch qualifiziertes Personal vor allem im Krankheitsfall Vorteile, nämlich die rechtzeitige Zuführung zum Krankenhaus, und schlug erneut die Errichtung eines Säuglingskrankenhauses in Berlin vor.
Da er weitere Forderungen für die öffentliche Fürsorge unehelicher Kinder aufstellen wollte, benötigte Neumann exakte Angaben, ob und wie sich ihre Sterblichkeit in Abhängigkeit von den sozialen Verhältnissen, unter denen sie lebten, unterschied. Deshalb begann er 1896 mit seinem

umfangreichsten Forschungsprojekt – der statistischen Untersuchung aller 7229 in diesem Jahr in Berlin geborenen unehelichen Kinder über den Zeitraum ihres ersten Lebensjahres. Hierzu mussten sämtliche Geburtskarten gesichtet, polizeiliche Listen und standesamtliche Akten ausgewertet sowie bei Amtsvorstehern, Bürgermeistern, Landräten, dem Vormundschaftsgericht und dem Einwohnermeldeamt Auskünfte eingeholt werden. Einige Kinder starben, andere zogen aus Berlin fort, wieder andere gelangten in Haltepflege oder ins städtische Obdach.

Dies zeigt, mit welchem enormen Aufwand die Untersuchung verbunden war. In seiner Danksagung erwähnte Neumann zahlreiche Behörden und Personen, die ihn dabei unterstützten. An letzter Stelle wird der Rechtsanwalt am Kammergericht Dr. H. Neumann genannt. Es handelte sich um einen Cousin Neumanns, Sohn seines Onkels Aron, der ebenfalls Hugo Neumann (1859–1915) hieß und Herausgeber der »Juristischen Wochenschrift« sowie einer »Handausgabe des Bürgerlichen Gesetzbuches« war. Am Eingang des Buches machte Neumann auf einen bemerkenswerten Fakt aufmerksam: In Deutschland bestand jahrhundertlang zwischen Verlöbnis und Vermählung kein Unterschied. Erst 1875 wurde die Eheschließung zur zivilrechtlichen Angelegenheit. Die voreheliche Sexualität war unter der Landbevölkerung im gesamten Deutschen Reich am Ende des 19. Jahrunderts nicht nur gebräuchlich, sondern ihre Verweigerung galt zum Teil sogar als Beleidigung der Braut.

Neumann zeigte in seiner 80-seitigen Analyse erneut, dass die uneheliche Geburt eines Großteils der untersuchten Kinder allein durch die sozialen Verhältnisse der Eltern bedingt war. Deren spätere Heirat sprach dafür, diese Kinder richtiger als »vorehelich« zu bezeichnen. Mit dem Nachweis, dass eine große Zahl sogar schon während des Säuglingsalters, also noch in ihrem ersten Lebensjahr, legitimiert wurde, verdeutlichte er, dass weder sie noch ihre Eltern außerhalb der Gesellschaft standen. Die Mehrzahl wurde zudem in Bevölkerungsschichten mit hoher Fruchtbarkeit geboren. Auch aus diesem Grund müsse die Gesellschaft in ihrem eigenen Interesse die Fürsorge für die unehelichen Kinder reformieren. Das Buch erschien im Jahre 1900. Mittlerweile hatte sich die Gesetzeslage verändert. Im selben Jahr trat das Bürgerliche Gesetzbuch in Kraft und mit ihm die Berufsvormundschaft, die es ermöglichte, unmittelbar nach der Geburt eines unehelichen Kindes einen vorläufigen Pfleger zu bestellen, der Alimentationsansprüche gegenüber dem Vater geltend machen konnte. Neumann sah so wenigstens einen Teil seiner Forderungen erfüllt.

Die Unterkunft für hilfsbedürftige Wöchnerinnen und deren Säuglinge

Bei den Arbeiten zu seinem Buch »Die unehelichen Kinder in Berlin« war Neumann darauf gestoßen, dass die Lebensaussichten derjenigen Kinder, die in öffentlichen Entbindungseinrichtungen geboren wurden, am schlechtesten waren. Ihre Mütter gingen schon bald wieder arbeiten, hatten selten Angehörige in Berlin und konnten auch für eine gute Haltepflege kein Geld aufbringen. Da seine Aufrufe zur Verbesserung des Wöchnerinnenschutzes, speziell für ledige Mütter, ohne Reaktion seitens offizieller Stellen blieben,

richtete Hugo Neumann selbst eine Wöchnerinnenstation ein, die sich im Vorderhaus befand und zu den Erweiterungen der Poliklinik gehörte. Eröffnet wurde sie am 1. September 1899. Als Träger fungierte ein Verein. Dessen Vorsteherin war Bianca Israel (1870–1963?), eine Nichte von Rudolf Mosse (1843–1920). Für den Aufenthalt wurden zwei Wochen veranschlagt. Entbindungen wurden nicht durchgeführt.
Leiter der Wöchnerinnenunterkunft war Ernst Oberwarth. Als Sohn eines jüdischen Fabrikbesitzers 1873 in Berlin geboren, hatte er in Berlin, München und Kiel Medizin studiert. Ab 1897 arbeitete er als Assistenzarzt an der Poliklinik. In der Wöchnerinnenunterkunft war auch Oberwarths Frau Lillie tätig, die (1909) unter dem Titel »Mutterbriefe« einen kleinen Leitfaden für die Säuglingspflege veröffentlichte, der in Form und Stil unverkennbar dem Lehrbuch Hugo Neumanns angelehnt war. Die Mütter sollten in der Unterkunft in erster Linie eine hygienisch einwandfreie Wochenbettpflege erhalten. Neumanns Anliegen war aber auch, sie in der Pflege ihres Kindes zu unterrichten. Darüber hinaus wurde ihnen geholfen, nach der Entlassung eine Anstellung zu finden. Nach Möglichkeit wurde versucht, die Wöchnerinnen mit den Kindern bei ihren Verwandten unterzubringen. Gelang dies nicht oder hatten die Frauen keine Angehörigen in Berlin, wurde ihnen eine geprüfte Haltepflege vermittelt. Wurden anfangs nur Mütter mit Kindern aufgenommen, fanden später auch »mutterlose« Säuglinge Aufnahme, die von den Wöchnerinnen mitgestillt wurden. Auf diese Weise konnten so auch zusätzliche Betten für zehn kranke Säuglinge eingerichtet werden. Das veränderte Konzept machte die Anstellung speziell ausgebildeten Personals (Säuglings-

pflegerinnen) notwendig. Auch ein Frauenarzt war nun täglich verfügbar.

Die Säuglingsfürsorgestelle I

1905 wurde vom Berliner Magistrat der Beschluss gefasst, vier »Säuglingsfürsorgestellen« einzurichten. Hugo Neumann gehörte – in gewisser Weise – zu den Wegbereitern dieser Einrichtungen. Seine medizinalstatistischen Publikationen hatten immer wieder die Notwendigkeit einer gezielten Säuglingsfürsorge für besonders gefährdete Kinder verdeutlicht, vor allem für unehelich geborene. Fürsorgestellen für alle Säuglinge wurden von ihm dagegen nie gefordert. Die Stadt wurde in vier annähernd gleich große Bezirke aufgeteilt. Unter der Leitung eines Spezialarztes für Kinderkrankheiten sollte von Montag bis Samstag eine Sprechstunde abgehalten werden, in der unentgeltlich Empfehlungen zur Ernährung und Pflege von Säuglingen gegeben wurden. Anliegen war vor allem die Stillpropaganda. Zu diesem Zweck konnten Stillprämien gewährt werden. Bei Stillunfähigkeit wurde eine ärztlich kontrollierte »Säuglingsmilch« ausgegeben. Getragen wurden die Einrichtungen von der »Schmidt-Gallisch-Stiftung«. Durch die Finanzierung aus Stiftungsmitteln sollte vermieden werden, dass die Leistungen den Charakter einer Armenunterstützung bekamen, weil die Nutzer so vor dem Verlust des Wahlrechtes geschützt blieben. Dies zeigt, dass von den Initiatoren der Fürsorgestellen in erster Linie eine Unterstützung von ehelichen Säuglingen beabsichtigt wurde, denn »Nutzer« waren nicht Kinder und Mütter, sondern die jeweiligen Haushaltsvorstände, also die

Familienväter. Die für den Osten zuständige »Säuglingsfürsorgestelle I« wurde der Leitung von Hugo Neumann unterstellt. Die Integration in das Gebäude in der Blumenstraße bereitete keine Schwierigkeiten, weil die Räume der Poliklinik im Erd- und ersten Obergeschoss genutzt werden konnten und sich die Sprechstunden zeitlich nicht überschnitten. Lediglich die Milchküche verursachte geringfügige Umbauten. Auch hier konnte auf eine bereits vorhandene Einrichtung zurückgegriffen werden, denn Neumann hatte schon 1902/03 aus privaten Mitteln eine eigene Milchküche eingerichtet.

Laut Beschluss der Verwaltungsorgane sollten die Sprechstunden zwischen 14.00 und 15.00 Uhr abgehalten werden. Neumann erweiterte diesen engen zeitlichen Rahmen und ging auch inhaltlich eigene Wege. Bei jeder Konsultation ließ er die Kinder ärztlich untersuchen. Bestand der Verdacht einer ansteckenden Erkrankung, wurden die Mütter unverzüglich in das Zimmer des Tagesarztes verwiesen. Bei kranken, aber nicht ansteckenden Kindern erfolgte die Überweisung in die entsprechende Sprechstunde der Poliklinik. Hugo Neumann organisierte den Betrieb so, dass jeder der Ärzte an zwei Tagen der Woche nur neu aufgenommene Säuglinge untersuchte, an zwei weiteren Tagen bereits bekannte Kinder und an den zwei verbleibenden Tagen in der Poliklinik assistierte. Auf diese Weise wurde die ohnehin umfassende Ausbildung der Assistenten nochmals erweitert. Hugo Neumann ließ außerdem interessierten Müttern vier 90-minütige Unterrichtsstunden über Säuglingspflege erteilen. Zweimal pro Woche hatten unbemittelte Schwangere die Möglichkeit, in der Sprechstunde des Frauenarztes fachärzt-

lichen Rat einzuholen. In der Blumenstraße gab es außerdem zwei stationäre Einrichtungen, die den anderen Säuglingsfürsorgestellen nicht zur Verfügung standen – die Krankenstation und die Wöchnerinnenunterkunft. Dort konnten Kinder aufgenommen werden, bei denen die natürliche Ernährung erforderlich war, deren Mütter aber nicht stillten.
Die Anordnungen wurden den Müttern ausführlich erklärt, aber Neumann ließ jeder Mutter in seiner Fürsorgestelle zusätzlich einen Wandzettel mitgeben, auf dem einige wichtige Regeln der Säuglingspflege festgehalten waren. Auch hier zeigt sich wieder sein Sinn für praktische Details: In der Mitte des Zettels war ein kleiner Spiegel angebracht. Vielleicht würden die Mütter die Merksätze beim täglichen Blick in den Spiegel rascher verinnerlichen.
In allen Teilen Deutschlands wurden in den folgenden Jahren Säuglingsfürsorgestellen ins Leben gerufen. Deren Leiter publizierten gern ihre Erfolge, aber oft unter Verletzung statistischer Grundprinzipien, was Neumann kritisierte. Als Maßstab für die tatsächliche Effizienz wählte er das Stillverhalten. Er wies nach, dass seine Säuglingsfürsorgestelle im Wesentlichen Mütter unterstützt hatte, die auch ohne eine derartige Hilfe ihre Kinder gestillt hätten. Er hielt die Einrichtungen trotzdem für sinnvoll, sprach sich jedoch dagegen aus, in ihnen lediglich die Ernährung zu überwachen, im Krankheitsfall aber die Kinder an andere Ärzte zu verweisen. Daneben bot sich an, ihnen bei der Überwachung der unehelichen Kinder eine Schlüsselstellung einzuräumen. Auch wünschte er sich eine Ausdehnung der Säuglings- auf eine Kinder- und Jugendfürsorge – ein Vorschlag, den er erstmalig schon 1901 unterbreitet hatte.

Die Kinderheilstätten

1895 wies Hugo Neumann in einem umfangreichen Handbuchbeitrag mit dem Titel »Öffentlicher Kinderschutz« auf den Nutzen von Erholungseinrichtungen für geschwächte Kinder hin. Zehn Jahre später eröffnete er eine Landheilstätte. Wie bei der Wöchnerinnenunterkunft fungierte als Träger ein »Verein Berliner Kinderheilstätte«, der durch die »Stiftung Toni Liebermann« finanziell unterstützt wurde. Die Namensgeberin der Stiftung, Toni (Antonie Amalie) Liebermann (1850–1916), war eine Cousine Max Liebermanns und gehörte gemeinsam mit Hugo Neumann zum Vorstand des Vereins. Eröffnet wurde die Anstalt im April 1905 im Herrschaftshaus des Rittergutes Dyrotz bei Wustermark, westlich von Berlin, das dem Zeitungsverleger Rudolf Mosse gehörte. Aufgenommen werden sollten Kinder, die unter Aufsicht eines in der Heilstätte wohnenden Kinderarztes von ausgebildetem Pflegepersonal mindestens 6 Wochen lang versorgt wurden. Über die Eignung der Kinder entschied Hugo Neumann persönlich nach einer unentgeltlichen Untersuchung. Stimmte er der Aufnahme zu, wurde ein Attest ausgestellt, mit dem die Eltern eine Unterstützung bei der zuständigen Armenbehörde beantragen konnten. Anscheinend unterhielt der Verein die Kinderheilstätte in Dyrotz nur bis zum Jahre 1908 und siedelte dann in eine andere Einrichtung um. Nach Hugo Neumanns Tod erschien unter dem Titel »Dyrotzer Geschichten« ein kleines Buch mit von ihm verfassten märchenhaften Erzählungen, die er den Kindern vorlas. Sie zeigen ihn von einer ganz anderen Seite: als Geschichten erzählenden phantasievollen *Onkel Doktor*.

So wie er seine Poliklinik anfangs in gemieteten Räumen einrichten musste und erst später das Grundstück in der Blumenstraße erwerben konnte, verhielt es sich auch mit einer zweiten, in Borgsdorf bei Birkenwerder eröffneten Kinderheilstätte. Anders als in Dyrotz handelte es sich um ein Grundstück, das Eigentum des »Vereins Berliner Kinderheilstätte« war. Es war 1895 zunächst von einer »Gesundungheimgesellschaft zu Berlin« erworben worden. 1909 ging es in den Besitz des Vereins über. Zu diesem Zeitpunkt befand sich auf dem Gelände bereits ein Gebäude, das nur geringfügig umgebaut werden musste. Trotz der großzügigen Räumlichkeiten sollten nicht mehr als 30 Kinder gleichzeitig aufgenommen werden, um eine intensive Betreuung zu ermöglichen. Neumann plante von Anbeginn, in Borgsdorf auch jüngere Patienten zu betreuen. Sein ehemaliger Assistent Paul Croner errichtete aus diesem Grunde neben der Heilstätte für die älteren Kinder eine kleine Abteilung für Kinder zwischen ein und vier Jahren, die »Elisabeth-Kinderheilanstalt«.

Das Heimgebäude hatte zwei Stockwerke, alle Räume waren zentralbeheizt. Im Erdgeschoss befanden sich großzügige Wohn- und Esszimmer, Spielräume und eine geräumige Liegehalle. Im Obergeschoss schlossen sich die Schlafräume und der Baderaum an. Außerdem lagen auf dieser Etage auch das Untersuchungszimmer des Anstaltsarztes und ein orthopädischer Turnsaal. Die Kinder wurden pro Kurdurchgang für sechs bis zehn Wochen betreut. Zu Beginn des Aufenthaltes wurde durch den leitenden Arzt, Dr. Arnold Orgler (1874–1957), ein individueller Behandlungsplan aufgestellt. Dazu gehörte neben dem orthopädischen Turnen häufig auch die Verordnung einer speziellen Diät. Die Kinder wurden täglich durch einen im Hause wohnenden Assistenzarzt untersucht. Außer ihm waren eine Krankengymnastin, die Oberin, eine Erzieherin, ein Kindermädchen sowie Haus- und Küchenpersonal fest angestellt. Es gab grundsätzlich keine Prügelstrafe, das »gute Beispiel« der Betreuer und der älteren Kinder sollte allein erziehend wirken. Da auch der Assistenzarzt, der in Borgsdorf die ärztliche Betreuung der Kinder übernahm, in der Poliklinik ausgebildet bzw. von dort aus kontrolliert wurde, war zugleich sichergestellt, dass das medizinische Konzept sich durch Kontinuität auszeichnete. Auf dem Gelände befanden sich auch ein Gemüse- und ein Blumengarten, für die die Kinder verantwortlich waren. Den Großteil der Kosten für das Heim in Borgsdorf bestritt der Verein bzw. die dazugehörige Stiftung. Bei Kindern, deren Eltern dem sogenannten »kleinen Mittelstand« angehörten, wurde eine Selbstbeteiligung an der Finanzierung gefordert und gefördert.

Neumanns »Kinderhaus« als Modelleinrichtung umfassender Kinderbehandlung und -fürsorge

Aufgrund seiner persönlichen Erfahrungen schlug Hugo Neumann vor, in allen Stadtteilen spezialisierte Polikliniken für Kinderkrankheiten einzurichten, in denen den »Pfleglingen der Stadt« ärztliche Betreuung gewährt werden sollte. Für ihn lag der entscheidende Ansatz zur Herabminderung der Kindersterblichkeit primär in der ambulanten Versorgung, ohne dass er deshalb jedoch die Forderung nach

einem städtischen Säuglingskrankenhaus aufgab, die im Jahre 1911, zwei Jahrzehnte nach seinem ersten Aufruf, endlich in die Tat umgesetzt wurde – in Weißensee, außerhalb der Stadtgrenzen. Erwähnung verdient, dass Neumann bereits 1897 gemeinsam mit Kollegen aus der Poliklinik eine »Untersuchung zurückgebliebener Schulkinder« durchführte, in deren Ergebnis die Einrichtung von Hilfsklassen bzw. -schulen für körperlich oder geistig behinderte Kinder vorgeschlagen und später auch realisiert wurde. Nach 1905 vervollkommnete er seine Schöpfung in der Blumenstraße, die mittlerweile – der genaue Zeitpunkt ist nicht überliefert – in »Kinderhaus« umbenannt worden war. Ab Oktober 1907 übernahm ein im Erdgeschoss des Vorderhauses eingerichtetes Zentralbüro die Aufgabe, sämtliche Abteilungen miteinander zu koordinieren. Säuglingsfürsorgestelle, Poliklinik und Wöchnerinnenunterkunft überwiesen ihre Klientel an das Büro, aber auch Mütter, die zuvor noch keine der Abteilungen in Anspruch genommen hatten, konnten sich dort Rat und Unterstützung holen. Das Büro verfügte unter anderem über eine Liste von Haltemüttern, die vom »Kinderhaus« überwacht wurden. Es fungierte zugleich als Geschäftsstelle des »Vereins Berliner Kinderheilstätte«.
Für Kinder, deren Familien zwar arm, aber nicht völlig unbemittelt waren, richtete Neumann unter dem Namen »Spar fürs Kind« eine kleine Spareinrichtung ein. Die Eltern konnten dort Geld einzahlen, um es später für die Finanzierung eines Aufenthaltes in Borgsdorf oder für den Kauf bestimmter Gebrauchsgegenstände, Kleidung etc. zu verwenden. Wenn der ersparte Betrag nicht ausreichte, was nicht selten der Fall war, wurde die Differenz aus anderen

Quellen ergänzt. Durch das Prinzip der »Selbstbeteiligung« verlor der geschenkte Betrag den Charakter einer Almosengabe, und das Pflicht- und Verantwortungsgefühl der Eltern gegenüber ihren Kindern blieb erhalten.
Auch das System der Wöchnerinnenunterstützung wurde weiter verbessert. In Ergänzung zum Ausbau der Unterkunft und der Familienpflege initiierte Neumann den Verleih von »Wochenwannen«. Bedürftige Schwangere, die in der eigenen Familie lebten, erhielten schon vor der Niederkunft leihweise eine komplette Badeausrüstung für ihr Baby. Seife und Handtücher wurden ihnen geschenkt. Nur die Wanne selbst mussten sie zurückgeben, in der Regel nach 14 Tagen. Anfangs wurden die Wannen noch gegen Pfand entliehen, später umsonst.
Ab 1910 fanden im »Kinderhaus« Sprechstunden des »Berliner Vereins für häusliche Gesundheitspflege« statt, und auch der »Verein Hauspflege« richtete eine Meldestelle mit täglichen Sprechzeiten ein. Schon seit 1897 wurden in der Poliklinik »Wohlfahrtsarbeiterinnen« beschäftigt. Ab dem Jahr 1905 begann Neumann Kinderkrankenpflegerinnen auszubilden. Sie wurden auf der Station, in der Fürsorgestelle und in den Sprechstunden der Poliklinik eingesetzt. Damit war eine solide und umfassende Ausbildung sichergestellt. 1912 wurde der Kurs behördlich anerkannt. Außerdem wurden in der Blumenstraße Säuglings-, Kinder- und Wohlfahrtspflegerinnen sowie Heimerzieherinnen ausgebildet. Das »Kinderhaus« war zu einer wirklichen Pioniereinrichtung des Säuglings-, Kinder- und Mütterschutzes geworden, seiner Zeit weit voraus und von internationalem Renommé. Neumann selbst bezeichnete es als »ein bescheidenes kleines Modell«.

Das »Kinderhaus« nach Neumanns Tod

Otto Heubner und Rudolf Lennhoff geben an, dass Hugo Neumann an Tuberkulose erkrankte. Schon 1901 verfasste er ein Testament. Vor allem in den letzten fünf Jahren seines Lebens verbrachte er wegen seiner Krankheit wiederholt längere Zeit in den Schweizer Alpen. Trotz Phasen relativer Besserung war er ab dem Frühjahr des Jahres 1912 außerstande, die Leitung seines »Kinderhauses« wahrzunehmen. Am Morgen des 12. Juli 1912 starb Hugo Neumann, unverheiratet und kinderlos, in der Wohnung seines Bruders Berthold Neumann (1868–1934). Auf der polizeilichen Anmeldung der Beerdigung ist »Brust- und Bauchfellentzündung« als Todesursache vermerkt. Beigesetzt wurde er am 14. Juli 1912 neben seinem Vater. Bescheiden und still hatte Hugo Neumann gelebt, und so wollte er auch begraben werden – *ohne jeden Prunk und ohne jede offizielle Feier. Aber selten wohl ist an einem Grabe soviel wahrhafter Schmerz, so viel aufrichtige Teilnahme, so viel aus innerstem Herzen kommende Trauer gewesen wie am Grabe H u g o N e u m a n n s,* beschrieb Heinrich Finkelstein den Sonntagmorgen, an dem die Beisetzung stattfand.[31]

Entsprechend der testamentarischen Verfügung wurde eine »Hugo Neumann Stiftung für arme und kränkliche Kinder« ins Leben gerufen, die das »Kinderhaus« nach seinen Grundsätzen weiterführte. Außerdem wurde ein »Verein Dr. H. Neumanns Kinderhaus« gegründet. Während Julie und Berthold Neumann das Haus kaufmännisch führten, wurde Alfred Japha (1871–1952), Arnold Orgler und Ernst Oberwarth die ärztliche Leitung übertragen. Oberwarth und Orgler schieden später aus und übernahmen leitende Funktionen in anderen Einrichtungen der Berliner Kinderfürsorge. Japha blieb am Kinderhaus und leitete es gemeinsam mit Oskar Rosenberg (1884–1963).

Dass die Ärzte des »Kinderhauses« Juden waren, spielte für ihre tägliche Arbeit keine Rolle. Erst als in Deutschland die systematische Judenverfolgung begann, änderte sich dies. Alfred Japha emigrierte. Er ging erst nach England, später in die USA, wo er bis zu seinem Tod die Kinderabteilung des National Jewish Hospital in Denver, Colorado leitete. Oskar Rosenberg gelang die Emigration nicht. Er leitete anfangs noch die Kinderabteilung des Jüdischen Krankenhauses in Berlin, bis er schließlich 1943 mit seiner Familie nach Theresienstadt deportiert wurde. Er überlebte, kehrte nach Berlin zurück und wurde Direktor des Jüdischen Krankenhauses. Erich Nassau (1888–1974), der von 1926–1933 Leiter der Kinderheilstätte in Borgsdorf war, konnte nach Palästina auswandern, wo er nach der Staatsgründung Israels 1948 einer der bedeutendsten Pädiater des Landes wurde.

Das »Kinderhaus« wurde nach 1933 von der »Jüdischen Kinderhilfe« und dem »Jüdischen Wohlfahrtsamt« genutzt, 1943 pro forma der »Reichsvereinigung der Juden in Deutschland« überantwortet und kurz darauf von der »Geheimen Staatspolizei« als »jüdisches Eigentum« beschlagnahmt. Stiftung und Verein wurden aufgelöst. Vermutlich wurde das Gebäude während des Zweiten Weltkrieges beschädigt, aber anscheinend auch nach 1945 noch als Kinderheim genutzt. Bemerkenswert ist, dass 1954 die »Berliner volkseigene Wohnungsverwaltung Mitte« unter

Hinweis auf die Beschlagnahmung des Grundstücks durch die »Gestapo«, aber ohne dass eine Umschreibung im Grundbuch erfolgt war, beim Stadtkataster beantragte, den Verwaltungsvermerk *ehemalig jüdisches Vermögen* zu löschen, da es *nach den gegebenen Anordnungen wie ehemals reichseigene Grundstücke zu behandeln*[32] sei. Das war de facto die zweite Enteignung.

Zwischen 1958 und 1963 wurde dieser Teil der Berliner Innenstadt neu gestaltet, einschließlich der Straßenführung. Die alte Blumenstraße verschwand und mit ihr das »Kinderhaus« – erst aus dem Blickfeld, dann vom Stadtplan, schließlich aus dem Bewusstsein. Heute fällt es schwer, sich vorzustellen, wo es einst stand. Wie Ironie der Geschichte mutet an, dass 1963 in der aus dem Boden gestampften »Neuen Blumenstraße« ein Wochenkindergarten errichtet wurde, dessen Gebäude noch heute von der Jugendhilfe als Kinderheim genutzt wird, das seit ein paar Jahren »Kinderhaus-Mitte« heißt – ohne dass die dort Tätigen von Dr. Neumann und seinem »Kinderhaus« je etwas gehört haben.

Hugo Neumann und seine Beziehung zum Judentum

Wie eingangs erwähnt, stammte Hugo Neumann aus einer jüdischen Familie und war zeitlebens Mitglied der Berliner Jüdischen Gemeinde. Persönliche Aussagen zu »seinem« Judentum sind von ihm nicht überliefert. Clara Birnbaum sagt in ihrem Nachruf: *Fern von jeder Dogmatik war Hugo Neumann ein treuer Anhänger des Judentums, ein Vertreter der Lehre, die in den Juden ein eigenes Volk sieht.*[33]

Man kann davon ausgehen, dass Neumanns Vater ebenso wie dessen vier Brüder in ihrer Kindheit eine traditionelle jüdische Ausbildung erhielten. Salomon Neumann wurde zu einem maßgeblichen Initiator und lebenslangen Förderer der 1872 eröffneten Hochschule (bzw. Lehranstalt) für die Wissenschaft des Judentums* und war daneben jahrzehntelang Vorsitzender des Deutschen Komitees der Alliance Israélite Universelle. Die übrigen Mitglieder der Familie zeigten ihre Verbundenheit zum Judentum vielleicht einfach darin, dass sie jüdische Partner heirateten und indem sie traditionelle Werte wie Familienleben, Gastfreundlichkeit und die Sorge um andere, schlechter gestellte Mitglieder der jüdischen Gemeinschaft, pflegten. So unterstützten Julius und Salomon Neumann beispielsweise den »Hilfsverein für jüdische Studierende«. Jeden Freitag abend fand bei Salomon Neumann ein großes Festessen statt, mit zahlreichen Gästen, darunter Rabbinern

* JÜDISCHE MINIATUREN Band 50, »Die Hochschule für die Wissenschaft des Judentums«

und Intellektuellen, häufig auch Juden aus dem Ausland. Ob Hugo Neumann an diesen Abenden teilnahm, ist nicht überliefert, aber er wuchs in einem Haushalt auf, der stark von seiner frommen Mutter geprägt wurde. Es ist bekannt, dass Julie Neumann bis zu ihrem Tod einen koscheren Haushalt führte. 1896, anlässlich ihres 60. Geburtstages, stiftete sie im Gedenken an Hugo Neumanns Vater 12.000 Mark zur Einrichtung eines Zimmers im Altersheim der Jüdischen Gemeinde, verbunden mit der Auflage, an dessen Todestag für alle Zeiten einen Gottesdienst in der Heim-Synagoge zu halten.[34] Julie Neumann war leitendes Mitglied in verschiedenen Kommissionen der Jüdischen Gemeinde, die »Wohltätigkeit« praktizierten. So fungierte sie ab 1885, bis zu ihrem Tod, erst als Schatzmeisterin, dann als Vorsitzende, des »Comités für Chanukahbescherungen«, engagierte sich im »Verein zur Bekleidung armer jüdischer Kinder« und im »Verein für jüdische Krankenpflegerinnen«, sie wirkte ferner als Vorsitzende des »Jüdischen Mädchenstifts« und stiftete der Armenkommission der Jüdischen Gemeinde jährlich größere Geldbeträge. Sowohl seine Eltern als auch Hugo Neumann selbst waren immerwährende Mitglieder der »Albert Guttmann-Stiftung«, die eine jüdische Lehrer-Bildungs-Anstalt finanziell unterstützte. Hugo Neumanns Schwester Anna stiftete der Altersversorgungsanstalt der Jüdischen Gemeinde 5000 Mark.[35]
Es erscheint sinnvoll, an dieser Stelle etwas zu den Prinzipien der jüdischen Wohltätigkeit zu sagen. Grundsätzlich wird unterschieden zwischen zwei Formen: *Zedaka* und *Gemiluth chessed.* Beide gelten als *Mizwah* – als gute Tat *und* religiöses Gebot. Unter *Zedaka* wird das pflichtmäßige

Geben verstanden, das zum Ausgleich sozialer Ungleichheit beitragen soll und zwar in erster Linie durch (anonyme) Spenden. Jeder ist zur *Zedaka* verpflichtet, wobei bemerkenswert ist, dass auch nichtjüdische Bedürftige Anspruch auf Unterstützung haben. Maimonides unterschied acht Stufen der *Zedaka*, von denen das einfache Almosengeben der niedrigsten entspricht. Demgegenüber ist das Verschaffen einer Beschäftigung, die es dem Bedürftigen ermöglicht, sich selbst zu unterstützen – »Hilfe zur Selbsthilfe« – die höchste Stufe der *Zedaka*. Ethisch höher bewertet wird *Gemiluth chessed*. Bei ihr handelt es sich um eine »freie Liebestätigkeit«, die aus dem Herzen kommt und sich darin zeigt, Niedergedrückte aufzurichten *(Somech Nofelim)* – Schwachen und Bedürftigen zu helfen – *(Haspakat Ewjonim)* – und Kranke zu pflegen *(Bikkur Cholim)*. An der Bedeutung von *Zedaka* und *Gemiliuth chessed* für die Familie Neumann besteht kein Zweifel, wobei sich – bei den Eltern Hugo Neumanns – dieses Engagement auf die jüdische Gemeinschaft beschränkte.
Bei Betrachtung der Struktur des »Kinderhauses« mit seinen verschiedenen Abteilungen und Dependancen wird unschwer erkennbar, dass Hugo Neumann sich an *Zedaka* und *Gemiluth chessed* orientiert hat, bei der praktischen Umsetzung aber weit über den Rahmen der jüdischen Gemeinschaft hinaus gegangen ist. Schon in seinem Testament vom 18. Dezember 1909 beauftragte er seine Mutter, das »Kinderhaus« nach seinem Tod nur an Körperschaften *mit umfassenden humanistsichen Zielen* zu vermieten, *wobei religiöse oder politisch beeinflusste Vereine ausgeschlossen sind.*[36] In einer Ergänzung des Testamentes vom 17. April

1912 bestimmte er als Hauptziel der zu gründenden Stiftung die »Fürsorge für arme und kränkliche Kinder« und legte zwei Tage später fest: *Die Stiftung soll allgemein für unbemittelte Kinder sein und ohne Rücksicht auf Partei und Abstammung der Angehörigen verwaltet werden.*[37] Doch er hat sich auch im Rahmen der Berliner Jüdischen Gemeinde engagiert: Ab 1905 gehörte er zum Vorstand des »Hilfsvereins für jüdische Studierende«, er betreute das »Jüdische Mädchenstift« als Arzt, und in seinem Testament bestimmte er 5000 Mark *für jüdische Zwecke.*[38]

Bezüglich des »jüdischen« Einflusses in Hugo Neumanns Leben spielt auch ein anderer Aspekt eine nicht unbedeutende Rolle: Seine Herkunft war ihm hinsichtlich der professionellen Entwicklung hinderlich. Die formale Gleichberechtigung der Juden in Preußen verschaffte ihnen die Möglichkeit zum Besuch von Universitäten und damit auch zum Ausüben akademischer Berufe. Viele Juden wurden deshalb Ärzte. Innerhalb der universitären medizinischen Gesellschaft stießen sie jedoch rasch an Grenzen, wenn es um den weiteren Aufstieg ging. Wie Hugo Neumann gelang es zwar zahlreichen wissenschaftlich ambitionierten Juden, sich an den Universitäten zu habilitieren, ordentliche Professoren wurden sie nur um den Preis der Konversion zum Christentum.

Zeigte sich die Zurücksetzung der Juden an den Universitäten eher subtil, so wurde an anderer Stelle offen und laut gegen sie polemisiert. 1879 erklärte der Historiker Heinrich von Treitschke (1834–1896): *Die Juden sind unser Unglück*, eine Aussage, die zum Leitspruch der Antisemiten wurde. Bezeichnenderweise war es Hugo Neumanns Onkel Salo-

mon, der von Treitschkes Behauptung, den Deutschen würde durch Zustrom von Juden aus dem Osten der Lebensraum entzogen, statistisch widerlegte und nachwies, dass die »Masseneinwanderung der Juden« eine »Fabel« war.
Sein Neffe Hugo Neumann, damals noch Student, wird diese Auseinandersetzung sehr bewusst erlebt und aus ihr Konsequenzen gezogen haben. Und so lässt sich ein dritter Aspekt benennen, der sein Verhältnis zum Judentum charakterisiert: Unter seinen Mitarbeitern waren fast nur Juden. Während er mit seinem »Kinderhaus« nach außen ein Muster für öffentliche Einrichtungen der Gesundheitsfürsorge ins Leben rief, das er der Allgemeinheit zur Verfügung stellte, schuf er in dessen Inneren zugleich einen Raum, in dem jüdische Ärztinnen und Ärzte neben einer exzellenten Ausbildung ein Arbeitsumfeld geboten bekamen, das frei von antisemitischen Schmähungen war.
Im Jahre 1907 wurde Hugo Neumann der Titel »Professor« verliehen; es ist zu bezweifeln, dass ihm dies wichtig war. Schon die Habilitation war ihm nicht mehr als Mittel zum Zweck gewesen – die offizielle Befugnis, Studenten darin zu unterrichten, wie man ein guter Arzt wird. Äußeres Ansehen entsprach nicht seinem Wesen, wie Albert Levy mitteilt:
Eine reine und edle Natur, das war Hugo Neumann in seltenem Maasse. Rein von aller Ruhmsucht und Eitelkeit, rein von Strebertum und Haschen nach äußerer Dankbarkeit, dagegen ganz und gar erfüllt von warmer Menschenliebe und von der heiligen Überzeugung, dass der Besitz an geistigen und materiellen Gütern nur e i n e wirklich vornehme Verpflichtung mit sich bringt, nämlich die, diese Güter in den Dienst anderer zu stellen.[39]

Ausklang

Es gibt – noch – keinen Platz in Berlin, an dem an Hugo Neumann erinnert wird. Aber es gibt einen Ort, der zum Erinnern besonders geeignet scheint – sein Grab. Man findet es leicht auf dem Friedhof der Jüdischen Gemeinde in Weißensee. Gleich hinter dem Eingang lenkt man die Schritte nach rechts, entlang der Mauer, vorbei am Grab der Eltern von Ernst Oberwarth, vorbei am Grab seines Moabiter Chefs Paul Guttmann, vorbei am Grab seiner Onkel Aron und Nachmann Hirsch Neumann und ihrer Familien. Und dann steht man davor, es ist das drittletzte Grab auf der rechten Seite. An der Wand hängen drei schlichte Platten aus rotem Marmor. Auf der ganz linken stehen sein Name, die Lebensdaten und die Worte: *Sein Herz war der Quell seiner Werke, Seine Werke waren ein Strom des Segens, Dauernder als sein Leben.* Und doch hat ihn vielleicht noch treffender Clara Birnbaum charakterisiert:
–*sein ganzes Leben war eine Mizwah.*[40]

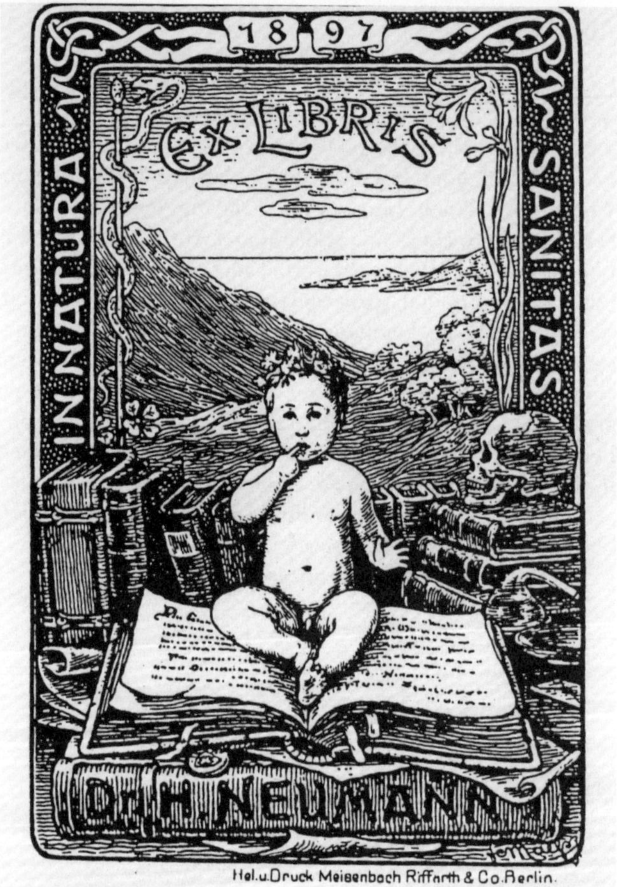

Exlibris Hugo Neumann

Anmerkungen

1 Vossische Zeitung vom 12.07.1912, Abendausgabe, nicht paginiert
2 [E.]Dietrich 1912, S. 330
3 A. Schlossmann 1912, S. 156
4 L.B.I. AR 4606
5 Zit. in H. Gleditsch 1900, S. 11
6 K. Wilhelms-Gymnasium in Berlin. 8. Jahresbericht, Berlin 1878, S. 31
7 H. Gleditsch 1900, S. 208
8 R. Lennhoff 1912, S. 280
9 H. Neumann 1900, Deckblatt
10 UAH, Akten der Med. Fak., H-III-111/95, Bl. 283
11 W.M. van der Scheer 1913, S. 852, 856
12 C. Birnbaum 1912, S. 8
13 P. Croner 1912, S. 304
14 E. Neter 1912, S. 248
15 P. Croner 1912, S. 305
16 W. Leibbrand 1958, S. 1743-1744
17 UA der HUB, Med. Fak., Nr. 1344, Habilitationen 1890-1894, Bl. 162
18 Ebenda, Bl. 166
19 H. Neumann 1899, S. 210
20 H. Neumann 1899, S. 1
21 Ebenda, S. 3
22 Ebenda, S. 266
23 E. Graetzer 1899, S. 108
24 P. Abraham 1899, S. 329
25 [H.] Finkelstein 1899, S. 278
26 [ ]. Birk 1915, S. 121
27 zitiert in K.H. Karbe 1983, S. 88
28 H. Neumann 1891, S. 735
29 H. Neumann 1894, S.481
30 H. Neumann, 1894, S. 551 f.
31 H. Finkelstein 1912, S. 1826 f.
32 ZGBA,Grundbuch für die Königstadt, Blatt 2455
33 C. Birnbaum 1912, S. 437
34 CJA,1, 75 A Be 2/1, Bl. 419
35 CJA,1, 75 A Be 2/1, Bl. 398
36 Testament vom 18. Dezember 1909 in ZGBA, Grundbuch für die Königstadt, Band 39, Blatt 2455
37 Kodizill vom 17. April 1912 und vom 19. April 1912, ebenda
38 Kodizill vom 27. Mai 1912, ebenda
39 A. Levy 1912, S.226 f.
40 C.Birnbaum 1912, S.437

Quellen- und Literaturverzeichnis

Autobiographische Schriften Hugo Neumanns, eine Korrespondenz etc. existieren leider nicht. Da er keine Kinder hatte, konnten direkte Nachfahren nicht befragt werden. Für die Recherchen zur Familien-Geschichte waren jedoch die »Neumann-Oppenheim-Genealogies« aus dem Bestand des Leo-Baeck-Institutes in New York sehr hilfreich. Über John Henry Richter, der diese Tafeln erstellt hat, konnte auch Kontakt zu einigen Familienmitgliedern, die heute in den USA leben, hergestellt werden. Neben Eva List (1905–1994), einer Nichte Hugo Neumanns, waren besonders seine Großneffen Prof. Rolf Landsberg (1920–2003) und Dr. David B. Neumann sowie seine Großnichte Suzanne L. Friedlaender sehr hilfsbereit bei der Bereitstellung von Fotografien und Dokumenten, wofür ich ihnen sehr dankbar bin.

Wichtige Quellen wurden im Berliner Zentralen Grundbucharchiv, im Landesarchiv Berlin, im Brandenburgischen Landeshauptarchiv, in den Universitätsarchiven der Humboldt-Universität zu Berlin und der Ruprecht-Karls-Universität Heidelberg, im Archiv des Centrum Judaicum - Stiftung Neue Synagoge Berlin sowie im Archiv des Instituts für Geschichte der Medizin der Hebräischen Universität Jerusalem gefunden.

Archivalien und ungedruckte Quellen

Brandenburgisches Landeshauptarchiv Potsdam (Brandenburg. LHA)

Brandenburg. LHA, Pr. Br. Rep. 30 Berlin C Polizeipräsidium Berlin Tit. 64-65 Nr. 7 Bd. 2 (2928), Nachweisungen über neu eröffnete und eingegangene private Heilanstalten 1894–1928

Landesarchiv Berlin (LAB)

LAB, A. Pr. Br. Rep. 30 Berlin C Polizeipräsidium Berlin Tit. 122 Nr. 446 (17572), Die »Hugo Neumann-Stiftung« Berlin für arme und kränkliche Kinder 1912–1930

Leo-Baeck-Institute New York (L.B.I.)

L.B.I. Archives, N.Y., Collection Neumann Family Pyritz, AR 4606, Richter, John Henry, »The Neumann-Oppenheim Genealogies«, Tables showing the members of the Neumann and Oppenheim Families of Pyritz (Pommern), Oranienburg and Berlin, 1600–1980

Stiftung »Neue Synagoge Berlin – Centrum Judaicum«, Archiv
CJA, 1, 75 A Be 2/1, 419, Acta der Alters-Versorgungs-Anstalt der jüdischen Gemeinde zu Berlin, betreffend die Stiftung mit Vorschlagsrecht Julius und Julie Neumann
CJA, 1, 75 A Be 2/1, 419, Acta der Alters-Versorgungs-Anstalt der Jüdischen Gemeinde zu Berlin, betreffend Stiftung Hans und Anna Friedländer geb. Neumann
Universitätsarchiv der Humboldt-Universität zu Berlin (UA der HUB)
Akten der Med. Fak, Nr.1344, Habilitationen 1890–1894
Akten der Med. Fak., Nr. 1458, Gesuche von Privatdozenten um Erlangung einer Professur, allgemeine Angelegenheiten der Privatdozenten und ihre Ernennung zum Professor, Bd. 2, 1875–1909
Universitätsarchiv der Ruprecht-Karls-Universität Heidelberg (UAH)
Akten der Med. Fak., H-III-111/95
Zentrales Grundbucharchiv Berlin (ZGBA)
Grundbuch für die Königstadt, Band 39, Blatt Nr. 2455
Unterlagen des Friedhofs der Jüdischen Gemeinde zu Berlin, Weißensee
Begräbnis Hugo Neumann, Nr. 41012
Persönliche Korrespondenz
Brief von Gerry P. Japha an G. Kirchner vom 31. Mai 1994
Brief von Dr. med. Max F. Rosenberg an G. Kirchner vom 2. November 1995

Literatur

P. Abraham, Rezension zu H. Neumann, Ueber die Behandlung der Kinderkrankheiten. Briefe an einen jungen Arzt. Oscar Coblentz, Berlin 1899, Berliner klinische Wochenschrift 36 (1899), 328–329

Amtliches Verzeichnis des Personals und der Studirenden der Königlichen Friedrich-Wilhelms-Universität zu Berlin. Auf das Winterhalbjahr von Michaelis 1877 bis Ostern 1878, Berlin 1877; dass. Auf das Sommerhalbjahr von Ostern bis Michaelis 1881, Berlin 1881

[ ] Birk, Rezension zu H. Neumann und E. Oberwarth. Über die Behandlung der Kinderkrankheiten, Monatsschrift für Kinderheilkunde XIII (1915), 121

C. Birnbaum, Ansprache, in: Dr. H. Neumanns Kinderhaus und seine Schwesternanstalten 1889–1914, o.O. o.J., S. 5–11

C. Birnbaum, In memoriam Hugo Neumann, Allgemeine Zeitung des Judentums 79 (1912), 437–438

P. Croner, Professor Hugo Neumann †, Die Hygiene 1–2 (1911/12), 303–305

[E.] Dietrich, Hugo Neumann †, Zeitschrift für Säuglingsschutz 4 (1912), 329–330

[H.] Finkelstein, Rezension zu H. Neumann, Ueber die Behandlung der Kinderkrankheiten. Briefe an einen jungen Arzt, Berlin 1899, Die Therapie der Gegenwart 40 (1899), 277-278

[H.] Finkelstein, Hugo Neumann †, Berliner klinische Wochenschrift 49 (1912), 1835–1827

H. Gleditsch, Das Königl. Wilhelms-Gymnasium in Berlin von 1858 bis 1900. Erinnerungsblätter aus der Geschichte der Schule, Berlin 1900

[E. Graetzer], Rezension zu H. Neumann, Ueber die Behandlung der Kinderkrankheiten, Berlin 1899, Centralblatt für Kinderheilkunde 4 (1899), 108

K. Wilhelms-Gymnasium in Berlin. 8. Jahresbericht, Berlin 1878

K.-H. Karbe, Salomon Neumann 1819-1908. Wegbereiter sozialmedizinischen Denkens und Handelns. Ausgewählte Texte, Leipzig 1983 (Sudhoffs Klassiker der Medizin, Neue Folge, hrsg. von A. Thom, D. Tutzke und I. Jahn, Bd. 3)

[R.] K[u]t[ne]r, Hugo Neumann †, Zeitschrift für Ärztliche Fortbildung (1912), 479

W. Leibbrand, A la recherche du temps perdu (Gedanken zum 100jährigen Geburtstag von Hugo Neumann), Die Medizinische (1958), 1743–1744

R. L[ennhoff], Hugo Neumann †, Medizinische Reform 20 (1912), 279–281

A. Levy, Hugo Neumann †, Zeitschrift für das Armenwesen 13 (1912), 225–227

[E.] Neter, In memoriam, Zeitschrift für Kinderpflege 1 (1912), 247–248

H. Neumann, Versorgung der unbemitelten Bevölkerung Berlins mit Kindermilch, Berliner klinische Wochenschrift 31 (1894a), 479–482

H. Neumann, Die unehelichen Kinder und ihr Schutz, Jahrbücher für Nationalökonomie und Statistik 3. Folge, 7 (1894b), 513–564

H. Neumann, Über den mongoloiden Typus der Idiotie, Berliner klinische Wochenschrift 26 (1899a), 210–212
H. Neumann, Über die Behandlung der Kinderkrankheiten. Briefe an einen jungen Arzt, Berlin 1899b
H. Neumann, Die unehelichen Kinder in Berlin, Jena 1900
[A.] Schlossmann, Prof. Dr. Hugo Neumann †, Zeitschrift für Säuglingsfürsorge 6 (1912), 156
W. M. van der Scheer, Osteomalacie und Psychose, Archiv für Psychiatrie und Nervenkrankheiten 50 (1913), 845–985
Verzeichnis der Vorlesungen, welche auf der Friedrich-Wilhelms-Universität zu Berlin gehalten werden (Sommer 1893 – Winter 1911/1912)
Verzeichnis der wahlfähigen Mitglieder der Jüdischen Gemeinde zu Berlin, Berlin 1886, 1889, 1892, 1898, 1904, 1907, 1910
Vossische Zeitung vom 12. Juli 1912, Abendausgabe

Abbildungsnachweis

Archiv Kirchner, Archiv David Neumann

Gerrit Kirchner

- 1966 in Berlin geboren
- Studium der Humanmedizin 1986–1992 Humboldt Universität zu Berlin – Medizinische Fakultät Charité
- Promotion zum Dr. med. 1999
- Facharzt für Neurologie 2000, Facharzt für Nervenheilkunde 2005

Herausgegeben von Hermann Simon

Reihe jüdische Miniaturen
Spektrum jüdischen Lebens

Moses Mendelssohn	Band 1	ISBN 3-933471-45-1
Walther Rathenau	Band 2	ISBN 3-933471-44-3
Max Liebermann	Band 3	ISBN 3-933471-47-8
Regina Jonas	Band 4	ISBN 3-933471-48-6
Ernst Lubitsch	Band 5	ISBN 3-933471-54-0
Theodor Herzl	Band 6	ISBN 3-933471-55-9
Jüdische Feiertage	Band 7	ISBN 3-933471-56-7
Leben im Judentum	Band 8	ISBN 3-933471-60-5
Victor Klemperer	Band 9	ISBN 3-933471-59-1
Theodor Wolff	Band 10	ISBN 3-933471-62-1
Glückel v. Hameln	Band 11	ISBN 3-933471-61-3
Jurek Becker	Band 12	ISBN 3-933471-57-5
Oscar Tietz	Band 13	ISBN 3-933471-67-2
Anna Seghers	Band 14	ISBN 3-933471-68-0
Magnus Hirschfeld	***Band 15	ISBN 3-933471-69-9
Heinz Galinski	Band 16	ISBN 3-933471-70-2
Synagoge Rykestr.	Band 17	ISBN 3-933471-71-0
Billy Wilder	Band 18	ISBN 3-933471-72-9
Hans Rosenthal	Band 19	ISBN 3-933471-73-7
Dresdner Synag.	Band 20	ISBN 3-933471-74-5
Albert Ballin	Band 21	ISBN 3-933471-75-3
Еврейские праздники	Band 22	ISBN 3-933471-77-X
Jenny Hirsch	Band 23	ISBN 3-933471-81-8
Rahel Hirsch	Band 24	ISBN 3-933471-82-6
Albert Einstein	***Band 25	ISBN 3-933471-83-4
Siegfried Marcus	Band 26	ISBN 3-933471-84-2
Еврейские традиции	Band 27	ISBN 3-933471-85-0
Alfred Dreyfus	Band 28	ISBN 3-933471-86-9
Mausche mi-Dessau	Band 29	ISBN 3-933471-87-7
Selma Stern	Band 30	ISBN 3-938485-07-5
Synagoge zu Görlitz	Band 31	ISBN 3-938485-09-4
Adolf Jandorf	*Band 32	ISBN 3-938485-10-8
Berliner/Kolmar/Arendt	Band 33	ISBN 3-938485-12-4
Charlotte Wolff	Band 34	ISBN 3-938485-13-2
Moritz Katzenstein	Band 35	ISBN 3-938485-14-0
Heinrich Heine	Band 36	ISBN 3-938485-15-9
Sigmund Freud	**Band 37	ISBN 3-938485-16-7
Jüd. Friedhof Weißensee	**Band 38	ISBN 3-938485-17-5
Joseph Wulf	Band 39	ISBN 3-938485-18-3
Alexander Beer	Band 41	ISBN 3-938485-20-5
Leo Kufelnizky	Band 42	ISBN 3-938485-21-3
Siegmund Breitbart	*Band 43	ISBN 3-938485-22-1
Berl. Neue Synag.	Band 44	ISBN 978-3-938485-23-1
Abraham Geiger	Band 45	ISBN 3-938485-27-2
Helene Weigel	*Band 46	ISBN 3-938485-29-9
Fritz Kortner	Band 47	ISBN 978-3-938485-31-6
Alfred Hahn	Band 48	ISBN 3-938485-30-2
Emil Bernhard Cohn	Band 49	ISBN 3-938485-32-9
Wissenschaft d. Judent.	Band 50	ISBN 3-938485-19-1
Julius Hirsch	Band 51	ISBN 978-3-938485-33-0
Jacques Joseph	Band 52	ISBN 3-938485-34-5
Moritz Steinschneider	Band 53	ISBN 978-3-938485-35-4
Jüdische Kassenärzte	Band 54	ISBN 3-938485-36-1
Paul Mühsam	Band 55	ISBN 3-938485-37-X
Fritz Mauthner	Band 56	ISBN 3-938485-38-8
Iwan Bloch	Band 57	ISBN 3-938485-41-8
Geboren in Shanghai	Band 58	ISBN 3-938485-44-2
Isidor Mamlock	Band 59	ISBN 978-3-938485-49-1
Jacob Moser	Band 60	ISBN 978-3-938485-52-1
Bernhard Weiß	Band 61	ISBN 978-3-938485-54-5
Stadttempel Wien	Band 62	ISBN 978-3-938485-55-2
Agathe Lasch	**Band 63	ISBN 978-3-938485-56-9
Kurt Tucholsky	**Band 64	ISBN 978-3-938485-57-6
Eugen Panofsky	Band 65	ISBN 978-3-938485-60-6
Bilder m. Berl. Jug.	***Band 66	ISBN 978-3-938485-68-2
Dr. med. Else Weil	Band 67	ISBN 978-3-938485-69-9
Egon Erwin Kisch	*Band 68	ISBN 978-3-938485-72-9
David Friedmann	Band 69	ISBN 978-3-938485-77-4
Jüd. Familienrezepte	Band 70	ISBN 978-3-938485-81-1
Louis Traube	*Band 71	ISBN 978-3-938485-78-1
Dr. Hugo Neumann	Band 72	ISBN 978-3-938485-79-8
Dr. Martha Wygodzinski	Band 73	ISBN 978-3-938485-80-4

Standardausgabe bis 64 Seiten, € 5,90,
bis *80 Seiten € 6,90, bis **96 Seiten € 7,80,
bis ***128 Seiten € 9,90